Ratgeber Unerfüllter Kinderwunsch

Ratgeber zur Reihe Fortschritte der Psychotherapie
Band 49

Ratgeber Unerfüllter Kinderwunsch

PD Dr. phil. Judith Alder

Judith Alder

Ratgeber Unerfüllter Kinderwunsch

Informationen für Betroffene und Angehörige

hogrefe

PD Dr. phil. Judith Alder, geb. 1969. 1988–1994 Studium der Klinischen Psychologie in Basel. 1996–1998 Wissenschaftliche Mitarbeiterin an der Universität Bern. 1999 Promotion. 1998–2013 Leitende Psychologin an der Frauenklinik des Universitätsspitals Basel. 2009 Habilitation im Bereich Verhaltensmedizin in der Gynäkologie und Geburtshilfe. Seit 2013 Mitinhaberin der Praxisgemeinschaft Schlüsselberg in Basel und Tätigkeit als Psychologische Psychotherapeutin und Psychoonkologin, Supervisorin und Ausbildnerin.

Bibliografische Information der Deutschen Nationalbibliothek
Die Deutsche Nationalbibliothek verzeichnet diese Publikation in der Deutschen Nationalbibliografie; detaillierte bibliografische Daten sind im Internet über http://dnb.dnb.de abrufbar.

Hogrefe Verlag GmbH & Co. KG
Merkelstraße 3
37085 Göttingen
Deutschland
Tel. +49 551 999 50 0
Fax +49 551 999 50 111
info@hogrefe.de
www.hogrefe.de

Umschlagabbildung: © iStock.com by Getty Images / Daniil Dubov
Satz: Franziska Stolz, Hogrefe Verlag GmbH & Co. KG, Göttingen
Druck: mediaprint solutions GmbH, Paderborn
Printed in Germany
Auf säurefreiem Papier gedruckt

1. Auflage 2022

(E-Book-ISBN [PDF] 978-3-8409-3052-2; E-Book-ISBN [EPUB] 978-3-8444-3052-3)
ISBN 978-3-8017-3052-9
https://doi.org/10.1026/03052-000

Inhalt

1 Unerfüllter Kinderwunsch – ein kritisches Lebensereignis mit vielen Herausforderungen

Es kann unterschiedliche Gründe geben, warum Sie diesen Ratgeber in der Hand halten: Als betroffenes Paar, Angehörige oder weil Sie jemanden in diesem herausfordernden Prozess zwischen Hoffnung und Enttäuschung, Freude und Verzweiflung begleiten. Was bedeutet es, wenn ein Herzenswunsch nicht so einfach erfüllbar ist? Wie erleben es Paare, wenn sie diese schwierige Laune der Natur zu spüren bekommen? Welche Herausforderungen sind mit den heutigen Möglichkeiten der Reproduktionsmedizin verbunden?

Wenn sich der Wunsch nach einem eigenen Kind spontan nicht erfüllt, kann dies viele Reaktionen auslösen, die Gefühle, Gedanken, den Umgang mit anderen und das eigene Verhalten betreffen. Die Belastung kann zuweilen zu groß werden, so dass die gewohnten Strategien für den Umgang mit herausfordernden Lebenssituationen nicht mehr ausreichen. Dies spürt das betroffene Paar – aber auch das nahe Umfeld. Die Unsicherheit, ob es hilfreich ist, nachzufragen und darüber zu reden, zu welchen Zeiten und Themen Ratschläge erwünscht sind, oder die Tatsache, dass andere im Umfeld vielleicht schwanger werden, können zu einer gegenseitigen Distanzierung führen und Beziehungen belasten.

Die Zeit des Kinderwunsches erstreckt sich über verschiedene Phasen, die alle mit unterschiedlichen Heraus- und Anforderungen verbunden sind (vgl. Tabelle 1). Sie ist vergleichbar mit einer langen Reise mit unklarem Ziel, bei der es viele Zwischenetappen, schöne und aussichtsreiche Momente, aber auch Strapazen und schmerzhafte Rückschläge gibt.

Tabelle 1: Phasen des Kinderwunsches und häufig genannte Herausforderungen

Phase	Mögliche Themen
Auseinandersetzung mit Elternschaft und Familie und Entscheidung für ein Kind	• Unterschiedliche Wünsche und Lebenspläne von Partnern • Unsicherheit über den richtigen Zeitpunkt • Verantwortungsängste und Befürchtungen wegen mit Elternschaft verbundener Einschränkungen • Unsicherheit bezüglich Vereinbarkeit von Familie und Beruf • Zukunftssorgen angesichts sozialer, politischer und ökologischer oder ökonomischer Probleme • Ängste bezüglich der Gesundheit des Kindes
Versuche, schwanger zu werden	• Emotionale Reaktionen beim Eintreten der Regelblutung • Dominanz des Kinderwunsches in den Gedanken • Gefühle von Unsicherheit und Ungewissheit • Selbstzweifel und Selbstvorwürfe • Neid und Wut gegenüber anderen jungen Eltern • Terminierter Sex • Konflikte in der Partnerschaft • Unangenehme Fragen und unerwünschte Tipps des Umfeldes
Abklärung der Ursachen der Kinderlosigkeit	• Vielfältige emotionale Reaktionen wie Schock, Trauer, Scham, Schuldgefühle, Wut, Selbstzweifel • Umgang mit komplexen biologischen und medizinischen Informationen • Entscheidungsprozesse bzgl. zusätzlicher Abklärungen oder Behandlungsmöglichkeiten • Aufbau von realistischen Erwartungen • Unterschiedliche Bedürfnisse und Einstellungen in der Partnerschaft
Durchführung reproduktionsmedizinischer Behandlungen	• Zeitliche und finanzielle Belastung • Belastung durch Interventionen wie Hormonspritzen, Punktion, Transfer u.a. • Unterschiede in der Belastung durch die Behandlung zwischen Frau und Mann

Tabelle 1: Fortsetzung

Phase	Mögliche Themen
	• Richtigen Zeitpunkt finden neben anderen Bedürfnissen im Leben • Nach wiederholten Behandlungen Mühe im Aufbau von Hoffnungen und Motivation • Unwohlsein/Kommunikationsprobleme mit dem Behandlungsteam • Reaktionen und Meinungen des Umfeldes
Negatives Behandlungsresultat	• Emotionale Belastungen und Umgang damit • Unterschiede in der Reaktion und den Bedürfnissen zwischen Partnern • Entscheidungsprozesse, wie weiter (weitere Behandlungen, Zweitmeinung u.a.) • Begrenzte Möglichkeiten im Inland, evtl. Auseinandersetzung mit Wechsel an ein Zentrum im Ausland
Bei positivem Behandlungsresultat	• Zuversicht in den Verlauf der Schwangerschaft finden • Umgang mit Ängsten rund um Kind, Geburt und Elternschaft • Vorbereitung auf die Geburt und Elternschaft nach einer schwierigen Lebensphase
Abschluss der Kinderwunschbehandlungen	• Unterschiedliche Einstellung in der Partnerschaft bezüglich des Weitermachens und Abschließens • Loslassen von der Hoffnung auf ein Wunschkind • Verarbeitung von Trauer, Enttäuschung und Selbstzweifeln • Entwickeln eines Lebensplanes als kinderloses Paar in einer kinderfreundlichen Gesellschaft

1.1 Der Schock der Diagnose: Was versteht man unter einem unerfüllten Kinderwunsch?

Medizinisch gesehen spricht man von einem unerfüllten Kinderwunsch bzw. *Sterilität,* wenn nach einem Jahr ungeschützten regelmäßigen Geschlechtsverkehrs keine Schwangerschaft eingetreten ist. Im Vergleich zur sekundären Sterilität ist eine Frau bei einer primären Sterilität noch nie in ihrem Leben schwanger gewesen. Unterschieden wird die Sterilität von der *Infertilität,* bei der die Frau zwar bereits schwanger gewesen war, die Schwangerschaft bzw. der Embryo (bis zur 7. Schwangerschaftswoche) oder Fetus (ab der 8. Schwangerschaftswoche) sich aber nicht weiterentwickelt hatte und ein Kind bisher nicht bis zur Lebensreife ausgetragen werden konnte.

Viele Fachpersonen aus Gynäkologie und Reproduktionsmedizin raten aber bei über 35-jährigen Frauen bereits in der zweiten Hälfte des ersten Jahres, in dem eine Schwangerschaft nicht eintritt, erste Abklärungen einzuleiten. Obwohl die Mehrzahl der Paare mit unerfülltem Kinderwunsch mit der Diagnose wie aus heiterem Himmel konfrontiert ist und keine Frühwarnzeichen wie bei anderen Erkrankungen festgestellt werden konnten, können gewisse Symptome im Vorfeld vorliegen. Bei Frauen sollten übermäßige Schmerzen im Unterbauch während der Regelblutung und Zyklusstörungen frühzeitig abgeklärt werden. Beim Mann können Schmerzen im Unterbauch, Probleme beim Wasserlassen oder Ejakulieren ein früher Hinweis auf eine Fertilitätsstörung sein.

Die zeitlichen Kriterien der Unfruchtbarkeit können sich im subjektiven Erleben von Paaren ganz unterschiedlich anfühlen: Manchmal steigen Unsicherheit und Not bereits innerhalb der ersten drei bis vier Monate nach Absetzen einer Verhütung an, manchmal überwiegen über ein erstes Jahr hinaus die Gelassenheit und Zuversicht, dass es dann schon klappen wird. Je nach Alter der Frau, sexueller Aktivität, Regelmäßigkeit des Zyklus und anderen Faktoren dauert es manchmal einfach länger, bis eine Schwangerschaft eintritt. Und selbst wenn all diese Kriterien optimal sind, liegt die Wahrscheinlichkeit einer Schwangerschaft bei ca. 25 % pro Zyklus. Erst eine eingehende medizinische Abklärung von Frau und Mann kann die Ursachen für das Ausbleiben einer Schwangerschaft oder wiederholte spontane Aborte eingrenzen (vgl. dazu Kapitel 2).

Die medizinische Definition des unerfüllten Kinderwunsches beschreibt die komplexen psychischen Reaktionen und Verarbeitungsprozesse in keiner Weise. Ein unerfüllter Kinderwunsch wird meistens zu einem somatopsychischen Ereignis: Eine körperliche Einschränkung zieht eine psychische oder psychosoziale Reaktion und einen langdauernden und wechselhaften Verarbeitungsprozess nach sich. Dabei unterscheidet sich bereits die Ausgangslage von Paaren teilweise beträchtlich. So gibt es neben den vielen Paaren, die ihren Kinderwunsch unbelastet zu realisieren beginnen, auch diejenigen, die durch Vorerkrankungen, z. B. eine Ansiedlung von Gebärmutterschleimhaut außerhalb der Gebärmutter (Endometriose), hormonelle Störungen mit unregelmäßigem Zyklus ohne Eisprung, Zysten an den Eierstöcken und Mehrproduktion von männlichen Hormonen wie beim Polyzystischen Ovarialsyndrom (PCO) oder eine onkologische Erkrankung bereits damit rechnen, dass es schwieriger wird (vgl. auch Tabelle 4). Auch ältere Paare wissen oftmals um die größeren körperlichen Herausforderungen für das Eintreten, Erhalten und den Verlauf einer Schwangerschaft.

Daneben ist die Stärke des Kinderwunsches auch nicht bei allen Paaren gleich hoch, und auch dies hat Auswirkungen auf die psychische Ausgangslage, mit der diagnostische Abklärungen in Angriff genommen werden. Vielleicht war auch die Sehnsucht nach dem eigenen Kind schon lange da, bevor überhaupt die Familienplanung aktiv in Angriff genommen wurde, und Ungeduld und bald auch Angst, dass es nicht klappen könnte, bauten sich schneller auf.

Mit den gesellschaftlichen Veränderungen in Beruf und Partnerschaft ist das Zeitfenster, in dem Paare eine Schwangerschaft anstreben, enger geworden und hat sich stark in den Bereich über dem 30. Lebensjahr der Frau verschoben. Nachdem jahrelang bewusst verhütet worden war und dies ein großes Gefühl von Kontrolle gab, entsteht auch schneller die Annahme, dass auch das Schwangerwerden ähnlich kontrollier- und planbar ist. Der Druck, der dann entstehen kann, wirkt sich oftmals nicht nur auf das emotionale Erleben, das Auf und Ab der Hoffnung in der zweiten Zyklushälfte und die Enttäuschung bei Eintritt der Menstruation aus, sondern auch auf die Sexualität: Terminierter Sex verliert bald die Qualitäten von Leidenschaft, Spontanität, Entspannung oder Romantik, die vielleicht zur bisherigen Sexualität gehört hatten. Auch Konflikte innerhalb der Partnerschaft nehmen oftmals zu, denn die Belastung durch das Nichteintreten einer Schwangerschaft macht ungeduldiger und reizbarer.

Häufige psychische Reaktionen beim Warten auf eine Schwangerschaft sind unter anderem Enttäuschung und Angst, Ohnmacht und Traurigkeit, depressive Gefühle, Scham und Ärger oder Neid, wenn andere Paare schwanger werden. Auch Schuldgefühle und Selbstvorwürfe können dazugehören. Vielleicht zieht sich das Paar auch bereits in einer ersten Phase von anderen jungen Familien etwas zurück, denn mit den Babyfreuden und -sorgen stehen diese bereits an einem anderen Punkt. Viele Paare benennen vor allem das Aushalten der Ungewissheit als etwas sehr Belastendes – wenn man wüsste, dass in einem Jahr alles gut gekommen ist, könnte man die Sache ziemlich gelassen angehen. Zudem schildern viele Frauen eine erhöhte körperliche Selbstaufmerksamkeit und die Tendenz, viel über den Kinderwunsch nachzudenken, darüber im Internet nachzulesen und über eine bewusstere Ernährung, Temperaturmessung oder andere Strategien die Chance auf eine Schwangerschaft oder zumindest die subjektiv erlebte Kontrolle erhöhen zu wollen.

Merke

Das Warten auf eine Schwangerschaft kann sich als ein herausfordernder, energieraubender und langwieriger Prozess darstellen, der sich auf die psychische, partnerschaftliche, soziale und Verhaltensebene auswirkt.

Die Entscheidung einer medizinischen Abklärung kann nach dieser aufreibenden Zeit ein wichtiger erster Schritt sein. Sophie beschreibt die Zeit vor der Kinderwunschabklärung:

Beispiel: Sophie

„Ich habe relativ spät, mit 36 Jahren, entschieden, dass ich bereit bin für eine Familie. Mein Freund und ich waren bereits 5 Jahre zusammen, der richtige Zeitpunkt für ein Kind schien aber nie gegeben. Wir waren mit Weiterbildungen und Wechsel unserer Arbeitsstellen sowie einem mehrere Monate dauernden Arbeitseinsatz im Ausland beschäftigt. Wir waren viel unterwegs in der Natur, beim Sport und auf Reisen, und ein Kind hatte da lange keinen Platz. Als meine Freundinnen dann aber Mütter wurden und ich daran teilhaben durfte, bekam ich selbst auch Lust auf Familie und Elternschaft. Das erste halbe Jahr nahm ich relativ gelassen, schließlich pendelte ich zu Beginn immer noch nach London, und wir waren manchmal auch einfach zu müde, um Sex zu haben. Danach wurden unsere Versuche dann ernsthafter und konzentrierter, und aus einer Ungeduld entwickelte ich bald eine Panik, dass es nicht klappen könnte. Wenn meine Tage begannen, versank ich in einer Hoffnungslosigkeit und depressiven Stimmung, die für meinen Freund teilweise schlecht aushaltbar

> waren. Es nervte mich, dass er so locker und optimistisch blieb, und gleichzeitig tat mir dies auch gut. Ich selbst konnte an fast nichts anderes mehr denken, ich machte mir Vorwürfe, zu lange gewartet zu haben, suchte stundenlang in Internet-Foren nach Erfolgsberichten von gleichaltrigen Frauen und fand dabei auch viel Frustrierendes. Belastend waren auch die Fragen aus dem Umfeld, ob wir denn nicht auch langsam ans Kindermachen denken wollten. Wir entschieden uns dann, mit offenen Karten zu spielen und unsere Familien und engen Freunde über den Kinderwunsch zu informieren. Einige Personen konnten damit schlecht umgehen und fragten gefühlt jedes Mal nach, ob es ‚gute Neuigkeiten' gäbe, was mich aggressiv machte. Die Mehrzahl unserer Freunde und Angehörigen waren aber eine Stütze, und ich konnte meine Launen auf mehrere Schultern verteilen. So ging dies ein halbes Jahr weiter, ich war gerade 37 geworden. Als dann jemand aus dem Bekanntenkreis uns auf einer Party ansprach, dass sie in einem Kinderwunschzentrum in Behandlung seien und dort gute Erfahrungen machten, konnten wir uns zu einem ersten Beratungsgespräch entscheiden. Sehr rasch konnte ich mich selbst wiedererkennen: Probleme anpacken, Dinge in die Hand nehmen, lieber eine unangenehme Wahrheit kennen und entscheiden können als in der Ungewissheit ausharren."

Die medizinischen Abklärungen ergeben oftmals, dass nicht eine einzige schwerwiegende Ursache das Eintreten einer Schwangerschaft verhindert, sondern mehrere leichte bis größere Einschränkungen in der Fruchtbarkeit bei Frau und Mann vorliegen (vgl. Kapitel 2). Man spricht daher von relativer Infertilität. So kann es auch sein, dass keine klare und behandelbare Erkrankung oder Störung festgestellt wird, aufgrund der geringeren Fruchtbarkeit dennoch eine reproduktionsmedizinische Behandlung indiziert ist. Damit sind auch die psychischen Reaktionen während und nach Abschluss der diagnostischen Untersuchungen unterschiedlich. Die einen erleben es als großen Schock, vergleichbar mit der Diagnose einer lebensbedrohlichen Erkrankung, andere reagieren mit einer leichten Zuversicht, dass eine Behandlung bald erfolgreich sein wird. Auch der individuelle Umgang mit Zahlen und Wahrscheinlichkeiten ist unterschiedlich: Es macht emotional einen großen Unterschied, ob sich jemand in der Gruppe der 20 % der erfolgreichen Behandlungsresultate sieht oder in der Gruppe der 80 %, die in einem ersten Behandlungszyklus nicht schwanger wird. Dennoch setzen die meisten Paare, die sich für eine reproduktionsmedizinische Behandlung entscheiden, große Hoffnungen in die Therapie, und sie rechnen nicht damit, dass ausgerechnet bei ihnen die Versuche erfolglos bleiben. Enttäuschung und Frustration nehmen über den Verlauf von wiederholten erfolglosen Behandlungen oftmals zu. Für andere ist auch eine erfolglose Behandlung eine wichtige und hilfreiche Erfahrung in der Auseinandersetzung mit einem kinderlosen Lebensplan. Das Bewusstsein, alles, was für das Paar möglich war, probiert zu haben, kann ein stimmiger Ausgangspunkt sein, um sich ein Leben ohne eigene Kinder und mit anderen erfüllenden und befriedigenden Lebensinhalten aufzubauen.

1.2 Wie häufig besteht ein unerfüllter Kinderwunsch und welche Chancen liegen in der reproduktionsmedizinischen Behandlung?

Unfruchtbarkeit ist in Mitteleuropa kein seltenes Problem, rund 10 bis 15 % der Paare haben Schwierigkeiten, ihren Kinderwunsch zu erfüllen. Etwas mehr als die Hälfte der Paare mit Fruchtbarkeitsproblemen suchen medizinische Hilfe.

Der individuelle Verlauf einer reproduktionsmedizinischen Behandlung ist im Vorfeld nicht mit Sicherheit abzuschätzen. Da die Reproduktionsmedizin aber in allen Ländern gesetzlich geregelt ist, liegen für die Gesamtgruppe der Paare, die eine künstliche Befruchtung durchführen, Zahlen und Erkenntnisse vor. Pro Behandlungszyklus werden für verschiedene Verfahren (vgl. Kapitel 3) unterschiedliche Schwangerschafts- und Geburtenraten angegeben. Dabei wird zwischen den Erfolgsraten pro Behandlungszyklus und pro Transfer (bei dem es zum eigentlichen Übertragen des befruchteten Embryos in die Gebärmutter kommt) differenziert (vgl. Tabelle 2). Insgesamt gebären rund 80 % der Frauen, die eine Behandlung mittels Assistierter Reproduktiver Technologie (ART) machen, ein Kind. Dies weist darauf hin, dass die Mehrzahl der Paare mehrere Behandlungszyklen durchläuft.

Merke: Kurze Erläuterung wichtiger Fachbegriffe

- *Assistierte Reproduktive Technologie (ART):* Überbegriff für Fruchtbarkeitsbehandlungen.

- *Ovarielle Stimulation:* Hormonbehandlung zur Stimulierung der Eierstöcke und Entwicklung der Follikel.
- *Intrauterine Insemination (IUI):* Hinbringen des Spermas zum Muttermund, in die Gebärmutter oder den Eileiter. Die Befruchtung erfolgt spontan.
- *In-vitro-Fertilisation (IVF):* Vereinigung der Eizelle mit einer Spermazelle außerhalb des Körpers der Frau.
- *Intrazytoplasmatische Spermieninjektion (ICSI):* Einspritzen einer Samenzelle in die Eizelle außerhalb des Körpers der Frau.
- *IVF im natürlichen Zyklus:* Wie IVF, aber ohne vorherige Hormonbehandlung für die Eizellreifung.
- *Frisch-Transfer:* Die Befruchtung der Eizelle erfolgte unmittelbar vor der IVF-Behandlung.
- *Kryo-Konservierung:* Die Befruchtung der Eizelle liegt zeitlich zurück, die Embryonen wurden bis zu ihrer Verwendung mit einem speziellen Verfahren eingefroren.

Tabelle 2: Durchschnittliche Erfolgsrate reproduktionsmedizinischer Therapien pro Behandlung[1,2]

Verfahren	Schwangerschaftsrate	Geburtenrate
Intrauterine Insemination (IUI)	• Bei Unfähigkeit zu Geschlechtsverkehr: ca. 25 % • Bei auffälligem Spermiogramm: 10–20 %	ca. 12 %
In-vitro-Fertilisation (IVF) und Intrazytoplasmatische Spermieninjektion (ICSI)	• Pro Frisch-Transfer: ca. 30–32 % • Pro Kryo-Transfer: ca. 25 % • Kumulative Schwangerschaftsrate nach 4 Zyklen: ca. 60–70 %	ca. 20–23 % ca. 18 %
IVF im natürlichen Zyklus	• ca. 25 %[3]	ca. 15 %

Anmerkungen: [1] Mit steigendem Alter der Frau sinken in der Regel die Erfolgsraten etwas; [2] Durchschnittszahlen aus IVF-Registern der Schweiz, Österreich und aus Deutschland; [3] Bei dieser Methode wird im Gegensatz zur IVF mit Hormonstimulation nur 1 Embryo transferiert

1.3 Wie entwickelt sich das weiter: Psychische Anpassungsprozesse

Ein unerfüllter Kinderwunsch stellt für viele Paare eine große Belastung dar, und es erstaunt nicht, dass die persönlichen Bewältigungsfähigkeiten und Hilfen aus dem Umfeld nicht immer ausreichen, um dieser Belastung auf Dauer emotional stabil begegnen zu können. Die Diagnose ist für viele ein Schock, der mit Verzweiflung und Hoffnungslosigkeit verbunden sein kann. Ein Herzenswunsch geht nicht so einfach in Erfüllung, die scheinbar natürlichste Sache der Welt stellt sich plötzlich als große Hürde dar. Im Umfeld gibt es vielleicht bereits einige junge Eltern, bei denen es scheinbar einfach so geklappt hat und die sich nun über schlaflose Nächte beklagen. Ein Gefühl der Kränkung kann zu Beginn ebenso dazugehören wie Gefühle der Ungerechtigkeit. Männer und Frauen berichten auch, dass die Diagnose eine Auswirkung auf ihr Selbstbild und auf das Gefühl ihrer Männlichkeit bzw. Weiblichkeit hat.

Die Mehrzahl der Paare adaptiert an diese erste Phase des Schocks und findet bald Wege, um die anstehenden Herausforderungen zu bewältigen. So zeigt sich, dass die Werte der psychischen Belastung zu Beginn einer ART-Behandlung nur wenig höher sind als bei anderen Paaren. Wenn die getroffenen Maßnahmen erfolglos bleiben, nimmt die Belastung jedoch über den Verlauf der Behandlungen zu. Der Leidensdruck ist größer, wenn Paare einen starken und länger bestehenden Kinderwunsch haben, bei Paaren, die der Elternschaft eine größere Bedeutung für ihre persönliche und partnerschaftliche Weiterentwicklung beimessen, wenig alternative Lebenskonzepte zur Elternschaft haben und über weniger Bewältigungsmöglichkeiten für Krisen verfügen.

Die Reaktionen sind dabei vielfältig: So kann sich die Wut auf Frauen richten, die ihre Schwangerschaft abbrechen, Ärger und Frustration auf das Behandlungsteam, das den Bedürfnissen nach Information, Zeit und Verständnis nicht immer nachkommt, oder es können Gefühle von Einsamkeit, Kontrollverlust und Scham auftreten. Bei einem Eintreten und Erhalt der Schwangerschaft nimmt die Belastung in der Regel wieder ab und erreicht normale Werte.

Die psychische Belastung zeigt sich in höheren Stress-, Angst- und Depressionswerten, zudem bekunden Kinderwunschpaare häufiger sexuelle Probleme. Eine schnellere und intensivere emotionale Reaktionsbereitschaft und Vermeidung, Selbstkritik und eine stärkere Neigung zum Grübeln sind verbunden mit höheren Belastungswerten, während soziale Unterstützung mit weniger hohen Stresswerten verbunden ist. Damit haben Paare, die stabile und vertrauensvolle Beziehungen haben, von denen sie sich getragen fühlen, eine wichtige Bewältigungshilfe zur Verfügung.

Merke

Der Leidensdruck von Männern und Frauen zeigt sich oft unterschiedlich.

In der Mehrzahl der bisherigen Studien zeigt sich, dass der Leidensdruck der betroffenen Frauen, gemessen anhand der Selbsteinschätzung von körperlicher Gesundheit, Wohlbefinden, Stress, Angst, depressiver Stimmung, Scham und Stigma, höher ist als derjenige ihrer Partner. Frauen erleben es oft auch als schwieriger und haben weniger Vertrauen in sich als ihre Partner, mit der Unfruchtbarkeit umgehen zu können und aus einem kinderlosen Lebensplan langfristig eine andere, aber ähnlich starke Befriedigung ziehen zu können.

Die Langzeit-Anpassung an eine unerwünschte Kinderlosigkeit ist bei Paaren, welche reproduktionsmedizinische Behandlungen durchgeführt haben, anfangs schwieriger als bei Paaren, die sich dagegen entschieden haben. Die Untersuchungen zeigen aber, dass die Mehrzahl der Paare diese herausfordernde Anpassungsleistung mit zunehmender Distanz zur Behandlungszeit schafft und eine hohe Lebensqualität aufbauen kann. Bei der Langzeit-Anpassung spielen die Fähigkeit und Kultivierung von Akzeptanz, Sinnfindung und das Finden von neuen oder das Wiederaufnehmen und Pflegen bereits vorbestehender Lebenswerte eine wichtige Rolle. Und – es braucht Zeit, Geduld und immer wieder Gespräche.

Merke

Auch starke emotionale Reaktionen sind in dieser herausfordernden Lebensphase normal. Der Umgang mit diesen kann kurz- und mittelfristig hilfreich oder weniger hilfreich sein. Eine Bereitschaft zu harscher Selbstkritik, innerem Ankämpfen gegen Gefühle, starkem Grübeln, Isolation und die Vernachlässigung von anderen wertvollen Lebensbereichen ist mit einer schlechteren Anpassung verbunden.

1.4 Wie wirkt das auf andere: Auswirkungen auf die Partnerschaft und das Umfeld

Beispiel: Lea und Christian

Lea und Christian lernen sich kennen, als sie beide 37 Jahre alt sind. Beide hatten vorher viel Zeit und Energie in ihre beruflichen Karrieren gesteckt, bei beiden war wenige Jahre davor eine langjährige Beziehung auseinandergegangen, und es war schwierig, sich wieder richtig zu binden. Schon bald ist für beide klar, dass sie gemeinsam Kinder haben wollen, und Lea wird schwanger, als sie gerade ein gutes Jahr zusammen sind. In der 23. Schwangerschaftswoche erleidet sie einen Blasensprung, und es kommt zur Geburt eines Knaben, der in den Armen von Lea verstirbt. Die Trauer ist groß, und Lea nimmt sich eine dreimonatige Auszeit bei der Arbeit. Das Paar gibt sich Zeit für Abschiedsrituale und Gespräche und besucht einmalig auch eine Trauergruppe. Der Umgang mit der traurigen Erfahrung schafft zwischen beiden viel Nähe. Bald wird Lea wieder schwanger, und es kommt in der 8. Schwangerschaftswoche zu einem Abort. Sie ist nun 39 Jahre alt und entwickelt eine große Angst, dass sie kinderlos bleiben würde. Die Gynäkologin rät zu einer Insemination, insgesamt werden über die nächsten 6 Monate drei Versuche durchgeführt. Lea verspürt einen großen Zeitdruck und leidet emotional sehr, wenn sie ihre Tage bekommt. Einige Male hat sie in der Verzweiflung ihren Kopf an die Wand geschlagen, was Christian sehr hilflos und wütend machte. Neben der Trauer um die beiden verlorenen Kinder verzweifelt Lea, wenn sie sich ein kinderloses Leben vorstellt. Sie verliert sich in Gedankenkreisen, fühlt Sinnlosigkeit und vernachlässigt ihre Interessen wie Sport und Zeichnen. Sie schaut viel fern, surft lange durch das Internet und sucht nach Informationen, die Chancen auf eine Schwangerschaft zu erhöhen. Auf Kontakt mit Freunden hat sie keine Lust, so dass sie sich auch als Paar zurückziehen. Bisher für beide nicht denkbar, entwickelt sie eine Bereitschaft für weitergehende reproduktionsmedizinische Schritte. Christian wendet sich vermehrt von ihr ab, wenn sie ihre Stimmungsschwankungen hat, da es dann oft Konflikte gibt und er sich überfordert fühlt. Er verbringt viel Zeit auf dem Rennrad oder beim Klettern mit seinen Freunden, er beginnt, Arbeit mit nach Hause zu nehmen oder zieht sich einige

Serien rein. Er leidet unter Leas pessimistischer Haltung, die sie gegenüber ihrem Leben entwickelt hat, und fühlt sich als Partner abgewertet, wenn sich für Lea ein Leben ohne Kind ausschließlich sinn- und trostlos anfühlt. Lea wiederum wirft ihm vor, ihren Schmerz bzgl. des unerfüllten Kinderwunsches wegreden zu wollen, wenn er ihr sage, dass es am Ende gut kommen werde. Beide bedauern, dass die Spannungen in der Partnerschaft zugenommen haben, nachdem sie sich durch den Verlust des ersten Kindes so nahegekommen waren.

Die Geschichte von Lea und Christian zeigt, welche Herausforderungen sich Paaren stellen können. Nachdem sie bereits einen traurigen Verlust gemeinsam bewältigt hatten, führt der Kinderwunsch zu einer Distanz zwischen beiden. Diese entsteht durch das unterschiedliche Erleben der Situation, durch Grenzen im Verständnis für die Belastungen des anderen und durch Unterschiede in den Strategien, mit denen auf diese Belastungen reagiert wird. Dabei sind oftmals nicht die Belastungen und auftauchenden schwierigen Gefühle das Problem – es ist vielmehr der unterschiedliche Umgang damit, der zu einer Distanz in der Partnerschaft führt. Beide wünschen sich von ganzem Herzen ein gemeinsames Kind, dennoch ist Christian überzeugt, dass auch ein Leben ohne Kind beglückend und befriedigend sein kann. Deutlich stärker leidet er am Leiden von Lea als an seinem unerfüllten Kinderwunsch – zumindest nimmt er sich keinen Raum mehr, sich über seine eigenen Gefühle zum fehlenden Kind klar zu werden. Selbstoffenbarende Gespräche über Ängste, Empfindungen, Wünsche und gemeinsame Ziele finden nur noch selten statt, die Toleranz für und die Akzeptanz von Unterschieden im Erleben und Reagieren sind klein geworden. Beide fühlen sich vom anderen unverstanden und im Umgang mit der Situation alleine gelassen. Das individuelle Bewältigungsverhalten weist große Unterschiede auf und führt bei Christian zu mehr psychischem Wohlbefinden als bei Lea. Zum partnerschaftliche Bewältigungsverhalten haben beide nur noch wenig Zugang.

Was ist damit gemeint? Bei einer partnerschaftlichen Bewältigung oder dyadischem Coping setzen sich beide Partner dafür ein, den individuellen Stress des Partners und den gemeinsamen Stress durch geeignete Strategien so zu reduzieren, dass sich sowohl die beiden Partner als auch die Partnerschaft und das Paar im Umgang mit dem Umfeld wieder in einem psychischen Gleichgewicht wiederfinden.

Das Bewältigungsverhalten kann sich auf folgende Aspekte beziehen:

1. *Umgang mit Emotionen:* Wenn ein Paar gemeinsam einen hilfreichen Umgang mit Gefühlen findet, die durch ein Stressereignis ausgelöst werden (z.B. der Umgang mit der Enttäuschung nach einem negativen Schwangerschaftstest).
2. *Umgang mit Problemen:* Wenn ein Paar gemeinsam ein konkretes Problem angeht, das bei beiden Stress auslöst (z.B. eine unglücklich verlaufene Situation mit der behandelnden Ärztin klären).
3. *Delegiertes Coping:* Wenn einer dem anderen ein Problem abnimmt (z.B. einen unangenehmen Anruf bei der Krankenkasse übernehmen).

Übung: Bestandsaufnahme des Bewältigungsverhaltens in der Partnerschaft

Beantworten Sie die folgenden Fragen zunächst für sich selbst und tauschen Sie sich anschließend mit Ihrer Partnerin bzw. Ihrem Partner darüber aus. Vielleicht ist es möglich, daraus einen Schlachtplan für die nächste Phase schwieriger Gefühle zu entwickeln.

1. Stresssignale der einen Person und die Antwort der anderen Person darauf verstehen.
   Wenn du dich ________ fühlst und mit ________ reagierst, dann reagiere ich oft mit ________ und dies führt zu ________
2. Die Belastung der anderen Person in die eigenen Handlungen einbeziehen.
   Anhand dieser Signale erkenne ich, dass es dir nicht gut geht: ________
   Diese Situationen lösen bei mir oft eine Stressreaktion aus, z.B. ________
3. Bedürfnisse an Unterstützung gegenseitig klären.
   Wenn es mir nicht gut geht, tut mir es mir gut, zu ________
   Wenn es mir nicht gut geht, hilft es mir, wenn du ________

Die gegenseitige Unterstützung als Paar kann also eine der wichtigsten Bewältigungsquellen sein, und diese gilt es, wenn immer möglich zu hegen und zu pflegen. Als betroffenes Paar werden Sie aber auch die Erfahrung machen, dass Ihr direktes Umfeld eine zentrale und neue Bedeutung erhält. Ein unerfüllter Kinderwunsch fordert nämlich phasenweise jedes Paar stark heraus, und dann können Freunde und Familie wichtige Stützen sein. Vielleicht geht es Ihnen wie den meisten Kinderwunschpaaren, und Sie kennen hilfreiche und weniger hilfreiche Unterstützungsversuche aus dem Umfeld. Gewisse

Tipps und Äußerungen sind gut gemeint, aber werden Sie vielleicht treffen, Sie fühlen sich vielleicht nicht ernst genommen und verstanden. Auch hier sind immer wieder offene, klärende und konstruktive Gespräche notwendig, damit die außenstehenden Personen, die Sie in dieser Phase begleiten, Sie bedürfnisgerecht unterstützen können. Denn wenige haben eine Vorerfahrung damit. Die meisten fühlen sich durch die Situation gefordert und sehen nicht immer die Chance, ganz viel Neues zu lernen.

Angehörige berichten oft von einer Unsicherheit und negativen Erfahrungen, wenn das Gespräch auf den Kinderwunsch kommt: Soll man überhaupt fragen, ob ein Kinderwunsch besteht? Darf man als (vielleicht zukünftige) Großeltern sagen, dass man sich über ein Enkelkind freuen würde? Signalisiert dies, dass man die jungen Eltern auch unterstützen würde, oder schafft es Druck für das kinderlose Paar? Sind eigene Meinungen in Bezug auf Kinderwunschbehandlungen erwünscht und hilfreich oder fehl am Platz? Wie ist es mit Tipps rund um das Schwangerwerden, vielleicht hat jemand ja eigene Erfahrungen, die sie oder er teilen könnte? Wie sollte man reagieren, wenn die Trauer und Enttäuschung bei der Tochter so spürbar sind? Was tun, wenn sich das Paar von Familienfeiern, an denen die kleinen Neffen und Nichten herumspringen, abmeldet? Viele dieser Fragen können nur im gemeinsamen Gespräch geklärt werden, ein unerfüllter Kinderwunsch ist oftmals etwas, das Auswirkungen über die Paargrenze hinaus hat.

Gehen Sie immer davon aus, dass der andere nicht aus Gleichgültigkeit oder Bosheit handelt, wie er handelt, stattdessen oftmals aus Unsicherheit und Unwissen. Bereiten Sie die Gespräche in einem ruhigen Moment vor, überlegen Sie sich, wie Sie vorwurfsfrei und offen Ihre Erfahrungen erklären können und welche Unterstützungsangebote hilfreich sind.

Merke

Idealerweise werden im Umgang mit dem unerfüllten Kinderwunsch verschiedene Bewältigungsstrategien kombiniert, nämlich folgende:

- individuelle Strategien beider Partner,
- partnerschaftliche Strategien sowie
- Unterstützungsangebote des Umfelds.

2 Welche Ursachen können einem unerfüllten Kinderwunsch zugrunde liegen?

Die Ursachen eines unerfüllten Kinderwunsches sind vielfältig, und meistens lassen sich mehrere Faktoren identifizieren, die die Fruchtbarkeit beeinträchtigen. In rund 30 % der Fälle liegen die Ursachen vorwiegend beim Mann, bei 30 % vorwiegend bei der Frau, und in 40 % der Fälle sind beide Partner betroffen oder ist der Grund unbekannt. Die diagnostischen und therapeutischen Möglichkeiten sind bei der Frau größer als beim Mann - ein weiterer Grund, warum Frauen oftmals zeitlich, körperlich und emotional den größeren Teil der Belastung tragen.

Nur eine sorgfältige Abklärung mit modernen Verfahren, die in Kinderwunschzentren zur Verfügung stehen, kann ein differenziertes Bild über die Faktoren geben, die zum bisher unerfüllt gebliebenen Kinderwunsch beitragen. Dabei entwickelt sich die Technologie laufend weiter, es ist also wichtig, sich vorab zu informieren, welche Möglichkeiten das Kinderwunschzentrum anbieten kann und welche Qualitäts- und Zertifizierungslabels vorhanden sind. Viele Zentren arbeiten mit niedergelassenen Gynäkologinnen und Gynäkologen oder Krankenhäusern zusammen, die Basisuntersuchungen durchführen können.

Die Kinderwunschdiagnostik beinhaltet verschiedene Elemente, die nicht alle bei allen Paaren indiziert sind. Je nach Verdacht oder Befund können weitere Untersuchungen, wie z. B. eine genetische Untersuchung oder eine Biopsie, das Bild ergänzen. Mögliche diagnostische Schritte bei der Abklärung des Kinderwunsches sind in Tabelle 3 aufgelistet.

Tabelle 3: Mögliche diagnostische Schritte in der Kinderwunschabklärung

Erstberatung	Lebensumstände, Dauer des Kinderwunsches, Fragen zur Sexualität, frühere und aktuelle Erkrankungen und Behandlungen, Erbkrankheiten, Zyklus, Besprechung evtl. bereits vorliegender Befunde, Lebensstil, Medikamenteneinnahme usw.

Tabelle 3: Fortsetzung

Gynäkologische/ andrologische Untersuchung	Innere und äußere Geschlechtsorgane bei Frau und Mann; Lage, Größe, Form
Ultraschall ohne/ mit Kontrastmittel (evtl. Röntgen)	Entwicklung der Follikel, Eisprung-Untersuchung, anatomische Verhältnisse von Gebärmutter, Schleimhaut, Eierstöcke mit ovarieller Reserve, evtl. Durchgängigkeit der Eileiter, Hodenvenen
Hormonuntersuchungen (im weiblichen Zyklus mehrfach)	Blutentnahme zur Bestimmung der für Fruchtbarkeit und (bei Frauen) für Schwangerschaft bedeutsamen Hormone; evtl. Untersuchung weiterer Hormone mit Bedeutung für die Fruchtbarkeit und zum Ausschluss von Erkrankungen (z. B. Schilddrüsenprobleme, Diabetes)
Messung der Basaltemperatur über den Zyklus	Hinweise auf den Zyklusverlauf
Bauchspiegelung oder Gebärmutterspiegelung	Innere Organe, Funktion und Durchgängigkeit der Eileiter
Spermiogramm(e)	Samenflüssigkeit und Spermien in Anzahl, Beweglichkeit, Form und andere Parameter
Postkoitaltest	Morgen-danach-Test, Beweglichkeit der Spermien und Qualität des Gebärmutterhalsschleims am Tag nach dem Geschlechtsverkehr

Tabelle 4 gibt einen Überblick über mögliche Ursachen der ungewollten Kinderlosigkeit bei Mann und Frau. Es lässt sich jedoch nicht in jedem Fall eine Ursache feststellen: In etwa 15 bis 30 % der Fälle bleibt ungeklärt, warum das Paar nicht schwanger wird.

Tabelle 4: Überblick über die möglichen Ursachen der Kinderlosigkeit

Ursachen	Frau	Mann
Umweltfaktoren und Lebensstil	Starker chronischer Stress, Alkohol, Rauchen, Drogen, Medikamente, Umweltgifte, Über- und Untergewicht und Störungen im Essverhalten, Anabolika	
Sexuelle Funktionsstörungen	Sexuelle Schmerzstörung, die Penetration bei sexueller Aktivität verunmöglicht	Erektionsstörungen
Alter	Eizell-Reserve verkleinert sich kontinuierlich, und die Qualität der Eizellen nimmt mit dem Alter ab. Bereits mit 30 ist die Fruchtbarkeit geringer	Später als bei der Frau, Abnahme der Spermienzahl und Qualität, Chromosomenstörungen
Medizinische Ursachen	Hormonelle Störungen auf unterschiedlichen Ebenen, u.a. PCO-Syndrom (Mehrproduktion von männlichen Hormonen und Zyklusstörung mit Eierstockzysten), Diabetes, Schilddrüsenstörung	Hormonelle Störungen auf unterschiedlichen Ebenen, u.a. fehlerhafte Spermienentwicklung, Diabetes, Schilddrüsenstörung
	Fehlbildungen von Eileiter, Gebärmutter oder Eierstöcken	Fehlbildungen, u.a. von Hoden
	Immunologische Fehlreaktion, die Eizellen schädigt	Immunologische Fehlreaktion, die Spermien schädigt
	Verminderte Durchlässigkeit und Funktion der Eileiter	Verminderte Durchlässigkeit des Samenleiters

Tabelle 4: Fortsetzung

Ursachen	Frau	Mann
	Entzündungen, Verwachsungen oder Wucherungen in Gebärmutter und Gebärmutterhals, inkl. Myome (gutartige Muskeltumoren in und an der Gebärmutter)	
	Endometriose: Ansiedelung von Gebärmutterschleimhaut außerhalb der Gebärmutter (z. B. Eileiter, Eierstock)	

2.1 Spielen psychische Faktoren eine Rolle?

Im Zusammenhang mit den Ursachen eines unerfüllten Kinderwunsches wurden seit Mitte der 1950er Jahre vielerlei heute widerlegte psychologische Erklärungen „gefunden". Dabei spielte bestimmt eine Rolle, dass über lange Zeit hinweg viele der heute bekannten medizinischen Faktoren, die die Fertilität beeinträchtigen, nicht untersucht und nicht identifiziert werden konnten. Eine logische Schlussfolgerung schien demnach, dass der Unfruchtbarkeit psychische Ursachen zugrunde lägen. Diskutiert wurden für Frauen unbewusste konflikthafte Gefühle gegenüber der Mutterschaft und dem Erwachsenwerden oder Persönlichkeitsfaktoren. Männern wurden dominante Mütter, die mit Liebesentzug drohen, oder Konflikte mit dem Vater zugeschrieben, die unbewusst dazu führen sollten, dass es zu keiner Schwangerschaft käme. Diese Vermutungen konnten alle nicht bestätigt werden, und diese Art der psychosomatischen Forschung wird seit vielen Jahren gar nicht mehr betrieben. Es ist ein *gut widerlegter Mythos,* dass kinderlose Paare psychische Probleme haben, die Unfruchtbarkeit zur Folge haben.

Im weiteren Verlauf lag der Fokus der Studien viele Jahre lang auf der Untersuchung der Auswirkungen eines unerfüllten Kinderwunsches auf die Psyche – also weg von *Ursachenmodellen* hin dazu, dass die psychischen Probleme *eine Folge davon* sind. Es ist nachvollziehbar, dass die Infragestellung der Elternschaft als zentraler Lebenswert zu einem krisenhaften Zustand führen kann. Damit können auch Probleme aus der Vergangenheit nochmals an die Oberfläche treten, vor allem dann, wenn sie nur eingeschränkt verarbeitet werden konnten. Eine vergangene außereheliche Affäre, ein Schwangerschaftsabbruch in der Vorgeschichte, der Verlust eines nahestehenden Menschen sind Beispiele für schmerzhafte biografische Themen, die in dieser Lebenssituation noch einmal aktualisiert werden können. Unser Gehirn arbeitet nämlich in Netzwerken. Dies bedeutet, dass neue Informationen, die eine Ähnlichkeit zu bereits gespeicherten Informationen und Erfahrungen haben, die Erinnerung an ebendiese leicht aktivieren können. Dabei ist die Ähnlichkeit oftmals nicht unbedingt inhaltlicher Art, sondern bezieht sich auf die mit den Inhalten verbundenen Emotionen oder Sinnesreize. So kann der Geruch von Frühling unerwartet die Erinnerung an ein schmerzhaftes Ereignis, das in einem vergangenen Frühling stattgefunden hatte, auslösen. Oder ein Gefühl der Hilflosigkeit und Wut im Zusammenhang mit dem unerfüllten Kinderwunsch kann dazu führen, dass ein Ereignis, das mit ähnlichen Gefühlen verbunden gewesen war, plötzlich wieder erinnert wird.

Dennoch wird manchmal von psychisch mitbedingter Fertilitätsstörung gesprochen. Was ist damit gemeint? Im Vordergrund stehen hier die Verhaltensweisen, die sich ungünstig auf den Kinderwunsch auswirken:

- *Trotz Aufklärung und Wissen wird Verhalten aufrechterhalten, das die Fruchtbarkeit schädigt.* Diesem Verhalten liegt gegebenenfalls eine psychische Störung zugrunde. Dies kann beispielsweise bei übermäßigem Konsum von Suchtmitteln und Medikamentenmissbrauch, Essstörungen wie Anorexie oder Bulimie oder bei Anabolika-Konsum bei einer Körperbildstörung des Mannes der Fall sein. Die dem Verhalten zugrunde liegende psychische Not ist oftmals zu groß, dass ohne zusätzliche psychotherapeutische Hilfe eine Veränderung nicht möglich ist.
- *Das Paar hat an fruchtbaren Tagen fast nie Geschlechtsverkehr.* Falls dieses Verhalten durch Unwissenheit über den Zyklus gespeist wird, sollte nochmals eine Aufklärung in verständlicher Form stattfinden, gegebenenfalls ergänzt durch Temperaturmessungen. Falls es wegen sexueller Probleme

nicht möglich ist, an fruchtbaren Tagen Sex zu haben, kann eine Sexualberatung hilfreich sein. Geschlechtsverkehr auf Kommando führt oftmals zu einem großen Leistungsdruck, der auf die Erektionsfähigkeit einen Einfluss haben kann. Eine Sexualberatung kann dabei helfen, für die Sexualität wieder andere Qualitäten zu finden als die Erfüllung ihrer Fortpflanzungsfunktion.
- *Das Paar hat eigentlich zugestimmt, eine Kinderwunschtherapie durchzuführen, verschiebt die Termine aber immer wieder.* Dies kann unterschiedliche Gründe haben. Viele Paare sind beruflich über lange Zeit sehr eingespannt gewesen, und für sie ist es nun nicht so einfach, zu einer neuen Priorisierung im Alltag zu finden, vor allem, wenn der Arbeitgeber nichts vom Kinderwunschprojekt wissen soll. Die Klärung der eigenen Werte sollte hier im Vordergrund stehen. Vielleicht geht es aber auch darum, bisher unausgesprochene Bedenken in Worte zu fassen und die Entscheidung, eine Kinderwunschtherapie durchzuführen, nochmals zu reflektieren.

2.2 Spielt Stress eine Rolle?

In den letzten 20 Jahren wird vermehrt und intensiver untersucht, inwieweit Stress einen Einfluss auf die Fruchtbarkeit hat. Dieser Einfluss könnte direkt erfolgen, z. B. durch die Wirkung von biochemischen Botenstoffen („Stresshormone") auf Hormone, die mit Fruchtbarkeit und Schwangerschaft in Verbindung stehen (z. B. Östrogene, Gestagene oder Humanes Choriongonadotropin [HCG]). Stress könnte aber auch indirekt wirken, weil chronisch gestresste Menschen oftmals einen ungesünderen Lebensstil pflegen. Diese Zusammenhänge sind jedoch bis heute nicht klar quantifizierbar. Auch Untersuchungen mit größeren Gruppen oder die Zusammenfassungen verschiedener Studien kommen zu widersprüchlichen Ergebnissen über die Bedeutung von Stress für die Fruchtbarkeit.

Eine Schwierigkeit dabei ist, dass Stress ein subjektiv berichtetes Erleben darstellt und ein gleich starker Stressor von verschiedenen Menschen unterschiedlich intensiv oder belastend erlebt wird. Ein weiteres Problem besteht darin, dass zwischen subjektiv erlebtem Stress, Stressverhalten und den Auswirkungen dieses Stresses auf die biologische Ebene unterschieden werden muss. Auf der Verhaltensebene führt Stress vielleicht dazu, dass über längere

Zeit nur wenig sexuelle Aktivität gewünscht wird. Auf der biologischen Ebene kann eine Aktivierung der hormonellen Stressachse durch einen länger andauernden und starken Stressor einen Einfluss auf die Hormonsysteme haben, die für die reproduktive Gesundheit bedeutsam sind. Sogenannte korrelative Studien, die mit Selbstbeurteilungsfragebögen (z. B. „Wie gestresst waren Sie in den letzten Monaten") einen Zusammenhang zwischen Stress und Fruchtbarkeit (z. B. „Waren Sie in den letzten Monaten schwanger") untersuchen, greifen daher definitiv zu kurz. Das Zusammenspiel von Stresserleben, Stressverhalten, biologischer Stressreaktion und Fruchtbarkeit ist komplex, und die Aufklärung von Ursache-Wirkungs-Beziehungen (kausale Beziehungen) gelingt am besten in Studien mit einem sogenannten „experimentellen Versuchsplan", bei dem die vermuteten Ursachen gezielt hergestellt bzw. beeinflusst werden. Dass dies an enge ethische Grenzen stoßen kann, liegt auf der Hand, und daher ist unser Wissen um Kausalzusammenhänge noch immer begrenzt. Auch wenn biologische Maße einbezogen werden, sind die Resultate oft gemischt: So gibt es verschiedene Untersuchungen, die beispielsweise einen Einfluss von starkem chronischem Arbeitsstress auf die Spermienqualität finden – daneben gibt es ebenso Untersuchungen, die diesen Zusammenhang nicht finden. Manchmal hat dies damit zu tun, dass weitere Parameter, die auf die Fruchtbarkeit auch einen Einfluss haben, in den Studien ungenügend mitberücksichtigt werden. Bei einem beruflich gestressten Mann, der mehrheitlich einer sitzenden Tätigkeit nachgeht, übergewichtig ist, raucht und regelmäßig einen über den Durst trinkt, kommen mehrere Faktoren zusammen, die die Fruchtbarkeit beeinträchtigen können. Diese können sehr wohl eine Folge des chronischen beruflichen Arbeitsstresses sein – die Ausgangslage ist aber eine andere als bei einem Mann mit gleich hoher chronischer Arbeitsbelastung, der regelmäßig joggen geht, sich gesund ernährt und wenig Suchtmittel konsumiert.

All diese und weitere Faktoren müssten in psychobiologischen Untersuchungen zum Einfluss von Stress auf die Fruchtbarkeit berücksichtigt werden. Zudem müsste möglichst ein experimenteller Versuchsplan vorliegen, und die untersuchte Bevölkerungsgruppe müsste sehr groß und hinreichend heterogen sein, um gültige Aussagen machen zu können.

Auch die Resultate zu einem Zusammenhang von Stress vor einer IVF, gemessen anhand des Stresshormones Cortisol, sind bisher gemischt: Einige Untersuchungen sehen sogar einen Zusammenhang zwischen höheren Stresshormonwerten und höheren Schwangerschaftsraten, andere Studien finden einen gegenteiligen Effekt: Höhere Stresshormone sind dort mit niedrigeren Schwangerschaftsraten nach IVF verbunden.

Merke

Eine allgemein akzeptierte Antwort darauf, welche Art und Intensität von (psychischem und biologisch gemessenem) Stress sich bei welchen Menschen und in welchem Ausmaß auf die Fruchtbarkeit oder den Behandlungsverlauf auswirkt, gibt es aus wissenschaftlicher Sicht bisher nicht.

Die Frage nach der Stressbelastung des Paares ist im Zusammenhang mit einem unerfüllten Kinderwunsch auf einer anderen Ebene sehr zentral. Abgesehen vom Stress, der uns in die Gänge bringt und dazu führt, dass wir Herausforderungen anpacken, hat negativ erlebter Stress eine ungünstige Auswirkung auf viele Bereiche unseres psychischen und körperlichen Wohlbefindens. In Phasen von Stress ist das Zeitbudget oft sehr eng, Ruhephasen kommen zu kurz, wir reagieren mit Kopfschmerzen oder Muskelverspannungen. Man wird ungeduldiger, ist vielleicht reizbarer. Beides, Wohlbefinden und Zeit, sind für den Umgang mit einem unerfüllten Kinderwunsch wichtige Voraussetzungen. Bei vielen Paaren, die schon länger zusammen sind, lebt die Sexualität nicht mehr von den spontanen „Quickies", sondern von den Begegnungen, in denen man sich Zeit nehmen kann, eine innere Ruhe verspürt und sich aufeinander einlassen kann – ohne den Druck, am nächsten Morgen wieder um 5.00 Uhr aufstehen zu müssen, damit der Arbeitstag bewältigt werden kann.

Zudem braucht es viel Zeit und innere Bereitschaft, sich mit den komplexen Themen, auf die Kinderwunschpaare treffen, auseinanderzusetzen. Das Warten auf ein Kind ist psychisch gesehen bereits herausfordernd genug. Wenn der Weg der Reproduktionsmedizin gewählt wird, ist hinreichend Zeit für Arzttermine zu haben eine weitere wichtige Determinante. Schließlich erschwert ein bereits vorher bestehendes hohes Ausmaß an Stress auch die psychische Bewältigung dieser Lebensphase. Vielleicht kann es für Sie hilfreich sein, eine persönliche Stressanalyse zu machen, um diejenigen Faktoren zu erkennen, die veränderbar sind, und Strategien für den Umgang mit den Aspekten, die nicht veränderbar sind, zu benennen (vgl. Kapitel 3.3.2)?

Nicht selten bekommen Kinderwunschpaare zu hören, dass der Stress, schwanger zu werden, gerade dies verhindert: „Lasst doch einfach los, entspannt euch, und dann werdet ihr sehen, dass ihr automatisch schwanger werdet." Solche Aussagen sind einerseits falsch, denn in Studien konnte gezeigt werden, dass Paare, die mit dem Kinderwunsch abgeschlossen haben, nicht häufiger schwanger wurden als diejenigen, die weiter auf ein Kind hofften. Andererseits kann mit der Strategie „warten und es wird schon klappen" unter Umständen wertvolle Zeit verloren gehen, in der eine Kinderwunschbehandlung – falls eine solche für das Paar grundsätzlich infrage kommen sollte – hätte helfen können. Entlasten Sie sich von diesen gut gemeinten, aber wenig hilfreichen und häufig auch verletzenden Äußerungen – viele Leute wissen es einfach nicht besser und haben sich nicht oder nur oberflächlich mit der Thematik auseinandergesetzt. Sicherlich gibt es solche Fälle, aber andere gibt es eben auch, also Paare, bei denen es trotz Entspannung nicht geklappt hat. Von solchen Fällen wird nur leider selten berichtet, obwohl sie häufiger sind. Legen Sie sich am besten eine Antwort für Situationen zurecht, in denen Sie das nächste Mal mit solchen Tipps konfrontiert sind. Nutzen Sie diese Gelegenheit vielleicht auch dazu, um der anderen Person zu berichten, welche Art der Unterstützung Ihnen wirklich dienlich wäre anstatt der vielen gut gemeinten Tipps, die Sie vielleicht bereits mehrfach erhalten haben.

2.3 Der Umgang mit der Schuldfrage

Wenn die Ursachen für die Kinderlosigkeit geklärt sind, kann der Umgang mit der Schuldfrage plötzlich im Raum stehen. Damit verbunden sind Ängste, aufgrund der eigenen Unfruchtbarkeit verlassen zu werden. Manchmal bietet die betroffene Partnerin bzw. der betroffene Partner sogar eine Trennung an, damit die Partnerin bzw. der Partner ihren/seinen Herzenswunsch mit einer anderen Person realisieren könnte. Dahinter steckt aber vielmehr die Hoffnung, dass die „fruchtbare" Partnerin bzw. der „fruchtbare" Partner die Partnerschaft, die gemeinsame Geschichte und die Liebe über den aktuellen Kinderwunsch stellt. Es kann aber auch sein, dass der Person, bei der die Fruchtbarkeit nicht eingeschränkt ist, aufgrund der Enttäuschung nach einem Behandlungsmisserfolg oder aufgrund einer emotionalen Distanzierung Trennungsgedanken und Schuldzuweisungen durch den Kopf gehen.

Eigentlich wiederholt sich hier etwas, das wir im Alltag auch sonst häufig tun. Schuldzuschreibungen können entlasten: Es ist die Schuld des Straßenbahnfahrers, wenn man die Straßenbahn verpasst, und nicht die eigene knappe zeitliche Planung. Schuldzuschreibung ist eine Strategie zur emotionalen Entlastung und sollte als diese entlarvt werden. Eine andere Person verantwortlich machen zu können heilt nicht von der Enttäuschung und macht diese nicht besser aushaltbar – im Gegenteil, nun kommen auch noch weitere belastende Gefühle wie die Wut hinzu. Dies ist keine hilfreiche Ausgangslage für einen ersten oder weiteren Behandlungsversuch. Zudem torpediert eine Schuldzuschreibung eine der zentralen Bewältigungsressourcen für den Umgang mit dem unerfüllten Kinderwunsch: die Partnerschaft, die Freundschaft, die Liebe. Das letzte, was Sie im Moment brauchen können, sind Schuldgefühle und Schuldzuweisungen! Gerade in einer krisenhaften Lebensphase sollten große, weichenstellende Entscheidungen (wie eine Trennung) sehr sorgfältig bedacht werden. Ein Trennungswunsch könnte nämlich ein einfacher Lösungsversuch für eine viel komplexere Angelegenheit sein und zur zusätzlichen Belastung durch Trennung, Liebeskummer usw. führen. Auch das ist etwas, das Sie im Moment wohl nicht brauchen können.

Sprechen Sie in einem ruhigen Moment und mit etwas innerer Vorbereitung das Thema mit Ihrer Partnerin bzw. Ihrem Partner an, wenn Sie merken, dass Sie die Gedanken zur Schuldfrage immer wieder belasten. Eine gemeinsame Haltung zur Frage „An wem liegt es denn?“, die häufig auch durch das soziale Umfeld gestellt wird, zu finden, kann schwierig sein. Klären Sie gemeinsam, welche Haltung Sie einnehmen können, die Ihnen hilft, die aktuellen und bevorstehenden Herausforderungen zu bewältigen. Finden Sie immer wieder die gemeinsame Basis der Partnerschaft, die Ihrem Familienwunsch zugrunde liegt. Kinder sind liebevoll begleitete Gäste im Leben eines Paares, sie kommen, sind eine Weile sehr präsent und sind ein wichtiger Lebensinhalt. Langfristig ist es Ihre Partnerschaft, die dafür sowohl die Basis bietet als auch später – hoffentlich bis ins Alter – für Sie der zentrale Referenzpunkt ist.

Es kann sein, dass eine Beziehung der Belastung vorübergehend nicht gewachsen ist. Wenn Sie spüren, dass die Krise tiefer geht und weitreichender ist, kann eine Paarberatung helfen, um zu klären, wie es weitergehen soll.

Merke

Ein unerfüllter Kinderwunsch gilt als bedeutsames kritisches Lebensereignis, das einen grundlegenden Lebenswert in Frage stellt. Die Konfrontation damit ist für das betroffene Paar nicht veränderbar. Wie damit umgegangen wird, ist aber beeinflussbar. Ziel ist es immer, die negativen Auswirkungen auf den psychischen, partnerschaftlichen und sozialen Bereich zu minimieren.

3 Was kann man gegen einen unerfüllten Kinderwunsch tun?

3.1 Therapieoptionen der Kinderwunschbehandlung

An dieser Stelle sei eine grobe Übersicht über die Therapiemöglichkeiten des unerfüllten Kinderwunsches gegeben. Ein gutes Kinderwunschzentrum verfügt über informative und differenzierte Informationsmaterialien über die einzelne Methode sowie den konkreten Behandlungsablauf im Netz und/oder als Broschüren. Verschiedene Fachgesellschaften unterhalten Webseiten, die stets aktualisiert werden und Sie über die diagnostischen und therapeutischen Möglichkeiten eines unerfüllten Kinderwunsches informieren (vgl. Anhang, S. 71). Das Internet birgt gerade für diesen Bereich aber auch seine Gefahren – denn das, was beim Googeln gefunden werden kann, ist nicht immer hilfreich, trifft oft nicht ganz auf Ihre persönliche Situation zu oder ist nicht immer korrekt.

Beachten Sie zudem, dass es definierte Kriterien darüber gibt, wann welche Untersuchungen und Behandlungen sinnvoll und möglich sind. Nicht jede Therapie ist in jedem Fall die Richtige! Es kann auch sein, dass mehrere Optionen bestehen, deren Vor- und Nachteile dann sorgfältig abgewogen werden können. Viele Kinderwunschpaare sind immer wieder verunsichert, wenn sie etwas hören oder lesen und in der Sprechstunde dann aber etwas anderes besprochen wird. Fragen Sie unbedingt nach, wenn Sie etwas nicht verstehen. Hilfreich ist es auch, wenn Sie sich vorab Fragen notieren und während des Gespräches überprüfen, ob Sie diese Frage nun auch jemand anderem beantworten könnten – dann haben Sie wirklich verstanden, worum es geht. Klären Sie auch, ob es möglich ist, Fragen im Vorfeld per E-Mail Ihrer Ärztin oder Ihrem Arzt zuzusenden. Dies kann dabei helfen, dem Beratungsgespräch eine Struktur zu geben, die Ihren Informationsbedürfnissen gerecht wird.

Tabelle 5 gibt einen Überblick über die verschiedenen Therapiemethoden, die je nach zugrunde liegenden Ursachen eingesetzt werden können. Manchmal geht es aber erst einmal darum, Verhaltensweisen zu verändern, die die

Fruchtbarkeit beeinträchtigen (z.B. Reduktion der Einnahme von Suchtmitteln oder missbräuchlichen Verwendung von Medikamenten, Reduktion von Hochleistungssport oder Steigerung der körperlichen Aktivität, Behandlung von sexuellen Problemen). Auch eine Gewichtsveränderung (Abnahme oder Zunahme) kann gegebenenfalls im Vordergrund stehen, bevor die eigentliche Kinderwunschbehandlung durchgeführt wird. Da diese Veränderung von Verhaltensweisen nicht immer so einfach gelingt, kann es auch hier sinnvoll sein, eine Fachperson (z.B. aus dem Bereich der Ernährungsberatung, Psychotherapie oder Sexualtherapie) hinzuzuziehen.

Tabelle 5: Therapieoptionen bei unerfülltem Kinderwunsch

Hormonelle Behandlung (nicht im Zusammenhang mit den anderen Verfahren)	In gewissen Fällen kann die Gabe von Hormonen die Fruchtbarkeit durch deren Einwirken auf die körpereigene Hormonproduktion, Eizellen, Eisprung, Gebärmutter, Spermien oder Lage des Hodens verbessern.
Operative Eingriffe, oft minimal-invasiv	Minimal-invasive operative Eingriffe können bei ungünstigen Verhältnissen im Eierstock, im Ei- oder Samenleiter, in der Gebärmutter oder Scheide bzw. dem Hoden sowie zur Entfernung von Endometriose-Herden notwendig sein.
Intrauterine Insemination (IUI)	Aufbereitetes Sperma wird mit einem feinen Schlauch in die Gebärmutter gebracht. Die Befruchtung der Eizelle erfolgt im Körper der Frau.
(Klassische) In-Vitro-Fertilisation (IVF)	Die Behandlung erfolgt in mehreren Schritten: • Hormonelle Stimulation des Eierstocks zur Eizellreifung • Entnahme angereifter Eizellen aus dem Eierstock über die Scheide durch Punktion der Follikel unter Sedierung • Samengewinnung beim Mann und Auswahl geeigneter Spermien

Tabelle 4: Fortsetzung

	• Befruchtung der Eizellen mit den aufbereiteten Spermien im Reagenzglas • Kultivierung der befruchteten Eizelle • Evtl. Präimplantationsdiagnostik (PID) zur genetischen Untersuchung der Embryonen • Einbringen des Embryos in die Gebärmutter (Embryotransfer) • Schwangerschaftstest 14 Tage nach Eizellentnahme (bzw. in Abhängigkeit von PID/Auftauzyklus)
Zwei Typen der IVF: (a) mit minimaler hormoneller Stimulation und (b) im natürlichen Zyklus (NC-IVF) (wird nicht in allen Zentren durchgeführt)	Im ersten Schritt der IVF können (a) in geringem Umfang Hormone zur Stimulation gegeben werden, oder (b) die Eizelle soll sich im natürlichen Zyklus der Frau ohne hormonelle Unterstützung der Eizell- und dazugehörigen Follikelreifung entwickeln.
Intracytoplasmatische Spermieninjektion (ICSI)	Der Ablauf entspricht der IVF, allerdings wird die Eizelle nicht im Reagenzglas befruchtet, sondern eine einzelne Samenzelle wird unter dem Mikroskop in die Eizelle eingebracht.
Mikrochirurgische epididymale Spermatozoenaspiration (MESA)/Testikuläre Spermatozoenextraktion (TESE)	Wenn im Ejakulat des Mannes zu wenig gesunde Spermien zu finden sind, können diese mit einem kleinen Eingriff direkt aus dem Nebenhoden (MESA) oder Hoden (TESE) gewonnen werden und für die ICSI verwendet werden.
Kryokonservierung	Dies ist eigentlich keine medizinische Fortpflanzungsmethode, sondern ein Weg, mittels Stimulationsbehandlung gewonnene Eizellen (unbefruchtet oder vor der Verschmelzung des mütterlichen und väterlichen Erbguts) oder in bestimmten Fällen auch Embryonen „einzufrieren“, damit in einem nächsten Behandlungszyklus der erste Teil der IVF entfallen kann.

Eine Kinderwunschtherapie erstreckt sich oftmals über einen längeren Zeitraum, wenn z. B. mehrere Behandlungszyklen durchgeführt werden müssen, bis sich eine Schwangerschaft entwickelt oder diese anhält. Und dafür gibt es natürlich keine Garantie. Neben dem klar definierten Zeitplan während der eigentlichen Behandlung müssen auch die persönlichen Zeitpläne und die Werte des Paares bei Entscheidungsprozessen berücksichtigt werden. Das Leben besteht nicht nur aus der Kinderwunschbehandlung – viele andere Interessen und Lebensbereiche kommen in dieser Lebensphase aber häufig zu kurz, was langfristig sehr belastend sein kann. Umso wichtiger ist es, immer wieder gemeinsam zu klären, wo jeder gerade mit seinen Bedürfnissen steht. Behandlungspausen, die für Ferien und Reisen, andere Lebensprojekte, Fortbildungen, intensive Beschäftigung mit einem Hobby etc. genutzt werden, können manchmal helfen, die nötige Kraft und Zuversicht für den nächsten Behandlungsversuch aufzubauen. Ebenfalls kann es wichtig sein, sich selbst, als Paar und im Gespräch mit dem Behandlungsteam wiederholt mit der Frage auseinanderzusetzen, ob eine Kinderwunschbehandlung fortgesetzt werden soll und wann der Zeitpunkt für einen Abschluss gegeben ist, so schmerzhaft dieser oft auch sein kann.

Beispiel: Carlo und Viola

Carlo und Viola erfuhren im Rahmen der Kinderwunschabklärung, dass die Chance auf eine spontane Schwangerschaft äußerst gering ist. Als wissenschaftlich tätige Biologen fiel es ihnen nicht schwer, zu verstehen, warum nur eine IVF erfolgsversprechend sein könnte. Ihre starke Verbundenheit zur Natur, die Bedeutung eines gesunden und nachhaltigen Lebensstils und ihre anderen Interessen im Leben waren eine wichtige Grundlage, um zu klären, wie sie vorgehen wollten. So entschieden sie einerseits, dass der Körper von Viola möglichst wenig hormonell belastet werden soll, so dass nur eine IVF im natürlichen Zyklus denkbar war. Zudem setzten sie sich von Beginn an eine zeitliche Grenze: Sie wollten dem Kinderwunsch zwei Jahre ihrer Lebenszeit schenken und dann weiterziehen.

Beispiel: Sabina

Nach drei Frühaborten, als Sabina zwischen 36 und 39 Jahre alt war, führten sie und ihr Mann drei IVFs durch, die leider alle erfolglos blieben. Sie entschieden sich, die nächsten Embryonen vor der Übertragung in die Gebärmutter genetisch untersuchen zu lassen. Insgesamt konnten dadurch nach 3 Stimulationsbehandlungen 10 Embryonen getestet werden, und bei allen lag eine schwerwiegende Chromosomenstörung vor. Die letzten Jahre hatte sich vieles um den Kinderwunsch gedreht. Nun war es für Sabina Zeit zum Innehalten und Überdenken, wie es weitergehen sollte. Im Verlauf der nächsten Beratungsgespräche und vielen Gesprächen mit ihrem Mann, der einen starken Kinderwunsch hatte, entschied sich das Paar, keine weiteren Behandlungen mehr durchzuführen. Das Abwägen von Belastung und Chancen auf ein gesundes Kind stimmte für beide nicht mehr. Das Betrauern des nichterfüllten Traums einer eigenen Familie und die Entwicklung eines Lebensplanes ohne Kinder war ein schmerzhafter und gleichzeitig auch bereichernder Prozess, der sich über 2 Jahre hinweg zog.

Alternativmedizinische Behandlungsmöglichkeiten

Neben der „schulmedizinischen" Behandlung eines unerfüllten Kinderwunsches gibt es verschiedene Therapiekonzepte aus der Komplementär- und Alternativmedizin. Es muss nicht ein Entweder-oder sein, eine Kombination von Kinderwunschbehandlung und beispielsweise traditioneller chinesischer Medizin mit Akupunktur und Kräutermischungen für die Regulierung des Zyklus kann sinnvoll sein. Auch spezifische Yoga-Übungen können eine wertvolle Unterstützung sein während der Kinderwunschbehandlung, indem sie die Lebensqualität steigern, psychische Belastungen reduzieren und den Druck eines unerfüllten Kinderwunsches reduzieren helfen. Dass jemand mit Hormon- oder Fertility-Yoga aber eine diagnostizierte hormonelle Störung, die den Eisprung verhindert, behandeln kann, ist unwahrscheinlich. Die verschiedenen Ansätze aus der Komplementärmedizin unterscheiden sich in ihren Wirkungskonzepten. Viele davon sind im Moment noch nicht genügend wissenschaftlich überprüft. Lassen Sie sich in jedem Fall von einem Arzt Ihres Vertrauens beraten, denn insbesondere dann, wenn die Angebote einen esoterischen Hintergrund haben, kann es bald teuer werden und gleichzeitig unwirksam bleiben.

Gesetzliche Bestimmung der Fortpflanzungsmedizin

Die Fortpflanzungsmedizin unterliegt einer gesetzlichen Regelung. Erlaubt ist in allen drei deutschsprachigen Ländern gemäß Gesetz neben den in Tabelle 5 beschriebenen Verfahren für Paare (und nicht für alleinstehende Frauen) die Samenspende (wobei diese nicht anonym sein darf, damit das Kind Informationen über den biologischen Vater erhalten kann).

Allerdings gibt es bestimmte Einschränkungen: In Österreich, nicht aber der Schweiz und Deutschland sind die Eizell- und Embryonenspende erlaubt, „Social Freezing" (das Einfrieren von Eizellen ohne medizinische Indikation) aber verboten. Nicht erlaubt ist in allen drei Ländern eine Leihmutterschaft. Die Präimplantationsdiagnostik ist in den drei Ländern unter unterschiedlich definierten Bedingungen erlaubt. Informieren Sie sich am besten bei einem Kinderwunschzentrum im Land, in dem Sie eine Behandlung anstreben, über die aktuelle Gesetzeslage. Eine Übersicht ist auch auf fertilityeurope.eu/european-altas-of-fertilitiy-treatment-policies zu finden.

Im europäischen Ausland gelten andere gesetzliche Bestimmungen. Dies führt dazu, dass Paare teilweise an Zentren im Ausland ausweichen wollen oder müssen. Die Qualität der Kinderwunschzentren ist sehr unterschiedlich, und es ist daher unerlässlich, sich im Detail von einem Zentrum Ihres Vertrauens beraten zu lassen.

Kostenübernahme

Die Kosten für die Untersuchungen der Ursache der Kinderlosigkeit werden in der Regel von den obligatorischen bzw. gesetzlichen Krankenkassen übernommen, davon ausgenommen sind eventuelle genetische Untersuchungen.

In der Schweiz übernehmen die obligatorischen Krankenkassen für die Dauer von einem Jahr die Kosten für eine Hormontherapie zur Ovulationsauslösung und die Kosten von drei Inseminationen. Die Kosten für IVF/ICSI-Behandlungen, Kryokonservierung und Präimplantationsdiagnostik (PID) müssen selbst getragen werden.

In Deutschland übernehmen die gesetzlichen Krankenkassen 50 % der Kosten für acht Inseminationsbehandlungen ohne vorherige hormonelle Stimulation, für drei Inseminationsbehandlungen mit hormoneller Stimulation und für drei IVF-Behandlungen oder eine ICSI-Behandlung. Dabei müssen gewisse Voraussetzungen erfüllt sein (u.a. Alter, Zivilstand, Indikation).

In Österreich werden in Kinderwunschkliniken, die dem IVF-Fond-Vertrag angehören, 70 % der Kosten für insgesamt vier Behandlungen mittels IVF oder ICSI übernommen. Die Bedingungen für eine Kostenübernahme sind gesetzlich geregelt.[1]

3.2 Psychologische Unterstützungsangebote

Eine psychologische Beratung und Begleitung geht über die gesetzlich verlangte sorgfältige und für das Paar verstehbare Aufklärungspflicht vor diagnostischen und therapeutischen Maßnahmen hinaus. Eine gute und individuelle Beratung besteht dabei auch aus umfassenden Gesprächen mit der behandelnden Ärztin oder dem behandelnden Arzt zum Kinderwunsch, dem aktuellen Leidensdruck und den Auswirkungen des unerfüllten Kinderwunsches auf das persönliche und partnerschaftliche Leben.

Ergänzend dazu verfügen viele Kinderwunschzentren über psychologische Fachpersonen im Team oder arbeiten in einem Netzwerk mit Fachpersonen aus der Psychologie oder Psychotherapie zusammen, die einen spezifischen Schwerpunkt in der Begleitung von Kinderwunschpaaren haben.

Warum kann es sinnvoll sein, sich fachpsychologische Unterstützung zu holen? Im Verlaufe des Lebens lernen wir, mit unterschiedlichen herausfordernden Situationen umzugehen, und entwickeln ein Repertoire an Bewältigungsstrategien. Glücklicherweise sind viele Paare in ihrem Leben bisher von Situationen verschont geblieben, die existenziell bedrohlich waren oder so zentrale Lebenspläne, wie es eine Elternschaft darstellt, in Frage stellten. Vieles im Leben war bisher mehr oder weniger kontrollier- oder planbar. Wir lernen von früh auf, Probleme zu lösen, Pläne zu machen und umzusetzen und Kompetenzen dafür aufzubauen. Viele Betroffene haben das Glück gehabt, in einigermaßen geordneten Verhältnissen groß zu werden, in denen mehr als die Grundbedürfnisse erfüllt wurden, eine Schul- und Ausbildung möglich war und eine Vielzahl von gesellschaftlichen und rechtlichen Freiheiten bestan-

1 Vgl. https://www.sozialministerium.at/Themen/Gesundheit/Eltern-und-Kind/IVF-Fonds.html

den, um ein selbstbestimmtes Leben zu führen. Und nun wird dieser Selbstbestimmung eine äußerst schmerzhafte Grenze gesetzt. Dies bedeutet nicht, dass das Leben nicht auch bis hierher seine Schattenseiten hatte. Der Zeitpunkt des Kinderwunsches ist aber oft eine Lebensphase, in der vieles rund herum stimmt und eine große Hoffnung auf das Neue und Erfüllende der Elternschaft besteht.

Die psychosozialen Belastungen einer Unfruchtbarkeit überschreiten dabei manchmal die gewohnten Strategien für den Umgang mit den Widrigkeiten des Lebens. Dies ist weder ein Zeichen von Schwäche noch ein Hinweis darauf, dass die Betroffenen nicht nur unter Unfruchtbarkeit, sondern auch unter einer psychischen Störung leiden. Es ist eher ein Zeichen von Lebendigkeit und Berührbarkeit, wenn der Umgang nun manchmal stark heraus- und zeitweise überfordert. Es ist ein Zeichen dafür, dass der Wunsch nach einem eigenen Kind groß ist – je stärker wir uns etwas wünschen, desto schmerzhafter ist es, wenn der Wunsch nicht in Erfüllung geht.

Und gerade jetzt ist es manchmal nicht so einfach, Unterstützung von Familie und Freunden anzunehmen oder reicht diese nicht immer ganz aus. Vielleicht wollen Sie Ihr Umfeld nicht zu sehr belasten, vielleicht fühlen Sie sich aber auch zeitweise durch die Beschäftigung mit dem Thema weit weg von den Menschen, die Sie umgeben. Vielleicht haben einige Erfahrungen auch dazu geführt, dass Sie sich nicht mehr anvertrauen wollen, um sich zu schützen. Da kann es sehr entlastend sein, Ihre Fragen, Unsicherheiten, Ihre schwierigen Gefühle und Gedanken mit jemandem zu besprechen, der nicht zu Ihrem sozialen Umfeld gehört, mit dem Thema Unfruchtbarkeit als Fachperson aber bestens vertraut ist. Das Gespräch mit einer „neutralen“ Person vereinfacht es oft, offen über alles zu sprechen. Es kann helfen, bei schwierigen Entscheidungen alle Pros und Contras nochmals sorgfältig abzuwägen, und manchmal helfen die Fragen der Beratungsperson dabei, zu einer Klärung zu kommen. Die Fachperson kann Ihnen den emotionalen Schmerz nicht wegzaubern, unterstützt und begleitet Sie aber darin, dass Sie Wege finden, die Ihnen helfen, mit dem Schmerz umzugehen und dadurch Entlastung zu finden.

In welchen Situationen ist eine fachpsychologische Unterstützung vorteilhaft?
Grundsätzlich ist es ganz Ihre Entscheidung, ob Sie sich psychologisch begleiten lassen. Wichtig zu wissen ist es, dass dies nicht bedeutet, dass Sie einen

jahrelangen Therapieprozess beginnen müssen. Oftmals sind es auch nur ein oder mehrere Beratungsgespräche, die helfen, um die nächsten Schritte zu gehen. Manchmal stehen in diesen Gesprächen ganz spezifische Themen im Fokus, wie z. B. der Umgang mit der Wartezeit auf den Schwangerschaftstest oder die Frage, wie und wann Kinder über eine Samenspende informiert werden sollen, oder um sexuelle Lustlosigkeit, manchmal ist die Auseinandersetzung jedoch auch umfassender.

Der folgende Kasten listet einige Situationen und Umstände auf, in denen nachdrücklich zu empfehlen ist, eine psychologische Beratung oder Therapie aufzusuchen.

Situationen, in denen eine psychologische Beratung oder Therapie empfehlenswert ist

- Wenn eine oder beide Partner unter einer psychischen Störung leiden oder dafür ein erhöhtes Risiko haben.
- Wenn dauerhaft verhaltensbedingte Ursachen für die unerwünschte Kinderlosigkeit vorliegen.
- Bei einem krisenhaften Geschehen – z. B. nach erfolglosen Behandlungszyklen, schlechten Ergebnissen der Präimplantationsdiagnostik (PID), Fehlgeburten u. a.
- Bei dauerhaften Paarproblemen und wenn das Gespräch mit dem Partner nicht gelingen will.
- In komplexen Entscheidungssituationen, z. B. über die Weiterführung der Behandlung, den Umgang mit überzähligen Embryonen oder Social Freezing.
- Bei sexuellen Funktionsstörungen.
- Wenn neben dem leiblichen Kind keinerlei andere Lebenskonzepte bestehen.
- Beim Drängen auf weitere Behandlungen, auch wenn diese medizinisch gesehen nicht (mehr) indiziert sind.

3.2.1 Welche Formen psychologischer Unterstützung gibt es?

Psychologische Beratung im Einzel- und Paarsetting. Psychologische Beratung zielt darauf ab, die Bewältigung der Kinderlosigkeit zu fördern bzw. die daraus entstehenden Belastungen zu reduzieren. Konkrete Ziele sind:

- die Behebung von Informationslücken,
- die Unterstützung in komplexen Entscheidungssituationen,
- die Unterstützung bei den Herausforderungen im Rahmen der Behandlungszyklen,
- die Verbesserung der Kommunikation in der Partnerschaft oder mit dem Behandlungsteam,
- die Förderung hilfreicher individueller und partnerschaftlicher Bewältigungsstrategien und die Reduktion von nicht hilfreichen Verhaltensweisen,
- die Förderung von Akzeptanz gegenüber nicht Veränderbarem,
- die Unterstützung beim Finden und Pflegen von anderen Lebensbereichen entsprechend den Werten des Paares.

Dabei kann es sich um eines oder mehrere Beratungsgespräche handeln, die sowohl im Paar- als auch Einzelsetting durchgeführt werden können. Wenn immer möglich ist es ratsam, als Paar gemeinsam das Angebot in Anspruch zu nehmen. Der Kinderwunsch ist ein geteilter Wunsch, aber beide Partner haben unterschiedliche Perspektiven, Themen und Belastungen, mit denen sie jetzt konfrontiert sind. Der Kinderwunsch ist das Verbindende, der Leidensdruck und der Umgang damit kann sich aber innerhalb der Partnerschaft stark unterscheiden. Nicht selten führt es zu Rat- und Hilflosigkeit, den eigenen Partner belastet oder auch (zu) wenig belastet zu erleben. Und daraus können Konflikte entstehen, denn die eigene Sichtweise ist jedem immer vertrauter und näher. Paargespräche können helfen, den Blick für die andere Person wieder zu öffnen. Sie können konstruktive Wege für den Umgang mit Unterschieden aufzeigen und unterstützen das Paar darin, ihre Grundressourcen zu aktivieren, damit die Stärken und nicht die Schwächen der Partnerschaft zum Tragen kommen. Wie auch immer es ausgeht, soll das Paar sich durch die Bewältigung der Krise näherkommen, sich in einer extremen Lebenssituation noch besser und intimer kennenlernen und damit die Basis der Partnerschaft langfristig stärken.

Manchmal kann es aber auch sein, dass die Paargespräche mit Einzelberatung ergänzt werden, z. B. bei spezifischen Themen oder wenn aus organisatorischen Gründen Kompromisse gemacht werden müssen. So kann es beispielsweise für die Person, die stärker unter dem unerfüllten Kinderwunsch leidet, über einige Sitzungen hinweg darum gehen, konkrete Bewältigungsstrategien kennenzulernen. Ungünstig wäre es, wenn Paarprobleme bestehen, diese aber ausschließlich in der Einzelberatung zur Sprache kommen könnten, weil die Partnerin oder der Partner nicht zu den Gesprächen kommen will oder kann.

Einige Paare haben Bedenken gegenüber einer psychologischen Beratung. Sie befürchten, dass diese sich mit Themen beschäftigen könnte, die tief in die Vergangenheit reichen (z.B. Kindheit). Dies ist jedoch nicht der Fokus einer Beratung im Zusammenhang mit einem unerfüllten Kinderwunsch, denn sie orientiert sich in der Regel am Hier und Jetzt, es geht um die Unterstützung bei der Bewältigung der aktuellen Belastungen. Manchmal tauchen aber Themen auf, die zeitlich zwar zurückliegen, aber jetzt in der aktuellen Situation eine Relevanz entwickeln.

Strukturierte Angebote. Unter strukturierte Beratungsangebote fallen Trainingsprogramme, die für häufige Themen, die im Zusammenhang mit einem unerfüllten Kinderwunsch auftreten, strukturierte Module entwickelt haben. Viele dieser Programme stellen Informationen bereit, enthalten Elemente, die den Menschen helfen, ihre eigenen Einstellungen und Reaktionen besser zu verstehen, und vermitteln Bewältigungsstrategien. Je nach Trainingsprogramm werden diese Module flexibel nach den Themen des Paares zusammengestellt, oder die Inhalte des Programms bauen in einer festen Anzahl von Sitzungen (meistens nicht mehr als 8 bis 12 Sitzungen) aufeinander auf. Die Trainingsprogramme werden oftmals nur mit einem einzelnen Paar durchgeführt, es gibt aber auch Gruppenangebote.

Daneben gibt es strukturierte Online-Programme. Diese haben zwar den Vorteil der Ortsunabhängigkeit, ermöglichen in der Regel jedoch nur wenig direkte Interaktion mit einer Psychologin oder einem Psychologen (meist über E-Mail). Beispiele dafür sind das Trainingsprogramm FERTIFIT[2] oder das Kinderwunsch-Online-Coaching[3]. Es entstehen auch immer wieder neue online Beratungs- und Trainingsprogramme mit unterschiedlichen Schwerpunkten, so dass es sich lohnt, die aktuellen Angebote im Netz zu prüfen. Überlegen Sie sich, wofür Sie konkrete Unterstützung brauchen und ob das Angebot diesen Bedürfnissen gerecht werden kann.

---

2 Vgl. https://www.klaus-grawe-institut.ch/assets/lbwp-cdn/klausgrawe-institut/files/1516796299/fertifit2_email.pdf

3 Vgl. http://kinderwunsch.online-therapy.ch/home.php

Psychotherapie/Paartherapie. Wenn im Zusammenhang mit einem unerfüllten Kinderwunsch der Verdacht auf eine psychische Störung besteht, sollte diese von einer Psychologischen Psychotherapeutin bzw. einem Psychologischen Psychotherapeuten oder einer Fachärztin bzw. einem Facharzt für Psychiatrie abgeklärt und behandelt werden. Eine psychische Störung ist oft mit viel Leiden für die Betroffene bzw. den Betroffenen, aber auch das nahe Umfeld verbunden. Nicht alle Schwierigkeiten sind auf den Kinderwunsch zurückzuführen, eine psychische Störung kann unabhängig von diesem Wunsch vorhanden sein – zwischen 40 und 50 % der Menschen sind im Verlaufe ihres Lebens mindestens einmal von einer psychischen Erkrankung betroffen (darunter fallen auch Störungen, mit denen es sich oft „leichter leben lässt", z. B. eine Spinnenphobie). Psychischen Problemen liegen manchmal auch bestimmte Persönlichkeitsmuster zugrunde, die sich auf den Umgang mit den aktuellen Belastungen negativ auswirken und sich unter dem Einfluss von ungünstigen biografischen Bedingungen entwickelt haben. Auch schwerwiegendere Paarkonflikte können bereits seit längerer Zeit bestehen oder im Zusammenhang mit der Belastung des unerfüllten Kinderwunsches wieder auftreten und einer tieferen Bearbeitung bedürfen.

In diesen Fällen ist eine fachpsychotherapeutische Behandlung angebracht. Falls im Rahmen einer psychiatrischen Behandlung eine medikamentöse Therapie empfohlen wird, ist dies vorab unbedingt mit dem Kinderwunschzentrum abzusprechen. Gewisse Medikamente können nicht nur Nebenwirkungen wie eine körperliche Gewöhnung nach sich ziehen, sondern auch die Fruchtbarkeit beeinflussen oder mit anderen Medikamenten interagieren.

Sexualtherapie. Eine Sexualtherapie ist eine Spezialform der Psychotherapie für die Behandlung von sexuellen Problemen. Dabei kann es sich um Probleme mit der sexuellen Lust, der Erregung oder dem Orgasmus handeln, oder es kommt zu Schmerzen beim Geschlechtsverkehr. Neben den häufigeren Formen von Lustlosigkeit kann aber auch ein Ekel gegenüber sexuellen Handlungen vorliegen oder sexuelles Verhalten Suchtcharakter annehmen. Fachpersonen mit einem Schwerpunkt in Sexualtherapie verfügen über spezifische Kompetenzen in der Abklärung von sexuellen Problemen und deren Behandlung. Viele Paare beobachten im Zusammenhang mit einem unerfüllten Kinderwunsch, dass sich auch die Sexualität ändert. Phasen von Lustlosigkeit oder Leistungsdruck sind fast normal, wenn die Sexualität über eine gewisse Zeit fast nur noch die Funktion der Fortpflanzung erfüllen soll. Wenn

Probleme aber vorbestehend sind, wenn das Gespräch über sexuelle Ängste, Bedürfnisse und Wünsche oder Erlebensweisen immer schwieriger wird oder wenn die beschriebenen Symptome andauern, kann eine Sexualtherapie indiziert sein.

Selbsthilfegruppen und Foren. Den Austausch mit gleichermaßen Betroffenen erleben viele Kinderwunschpaare als hilfreich. Es kann entlastend sein, zu erkennen, dass man mit dieser Problematik wirklich nicht allein ist und dass andere Personen ähnliche Erfahrungen teilen. Man kann mit den anderen Betroffenen hilfreiche Tipps austauschen und erhält Informationen, die man allein vielleicht nicht entdeckt hätte. Allerdings kann der Austausch in Selbsthilfegruppen manchmal auch nicht förderlich sein. So berichten betroffene Paare beispielsweise davon, dass die Gespräche zu zahlreichen Vergleichen innerhalb der Gruppe führen, die wenig hilfreich für die eigene Bewältigung der herausfordernden Situation sind. Und es besteht auch immer das „Risiko", dass andere Paare schwanger werden – was sowohl zuversichtlich machen als auch frustrieren kann. Kontakte zu Selbsthilfegruppen können über selbsthilfeschweiz.ch, kinderwunsch.ch oder wunschkind.de gesucht werden (vgl. auch Anhang, S. 71).

Der Austausch zum Thema Kinderwunsch hat sich wie so viele andere Themen auch stark ins Netz verlagert. Es gibt zahlreiche Foren und Gruppen, in denen sich Betroffene austauschen und virtuelle Freundschaften schließen können. Solche Foren lassen sich auf spezifischen Kinderwunschseiten, auf Schwangerschafts- und Elternseiten sowie in den bekannten sozialen Netzwerken finden. Frauen nutzen diese Form von Selbsthilfe häufiger als Männer.

3.2.2 Wirksamkeit von psychologischer Unterstützung

Eine häufige Frage ist, welche Effekte eine psychologische Unterstützung hat. Hilft diese Form der Begleitung, indem der Umgang mit den Belastungen des unerfüllten Kinderwunsches besser gelingt und die Lebensqualität zunimmt? Verbessert psychologische Beratung gar die Schwangerschaftsrate bei Paaren, die sich in einer Kinderwunschbehandlung befinden? Genauso, wie die medizinische Kinderwunschbehandlung auf den aktuellen wissenschaftlichen Erkenntnissen aufbaut, gelten diese Kriterien auch für die psychologische Beratung. In der Regel berücksichtigen daher Beratungsangebote die Ergebnisse der psychologischen Forschung und beinhalten Elemente, die sich in wissenschaftlichen Untersuchungen als wirksam erwiesen haben.

Die Frage, ob psychologische Unterstützung nicht nur hilfreich für die Reduktion der psychischen Belastung ist, sondern sich auch positiv auf die Schwangerschaftsrate auswirkt, treibt die psychologische Forschung in diesem Bereich seit Jahren um. Es gibt zahlreiche Studien, die diese Frage untersucht haben. Da die Aussagekraft einer einzelnen Studie allerdings weniger groß ist als diejenige von zusammenfassenden Studien, sind daher in den letzten 20 Jahren auch mehrere Metaanalysen[4] durchgeführt worden. Diese kommen nicht alle zum gleichen Schluss, denn die Auswahl der Untersuchungen, über die berichtet wird, erfolgt nach bestimmten Kriterien, die strenger oder weniger streng sein können. Seit 2003 gibt es entsprechend drei Metaanalysen, die zum Schluss kommen, dass eine psychologische Intervention die Schwangerschaftsrate verbessert, während zwei weitere Analysen zum Schluss kommen, dass psychologische Intervention keinen Einfluss auf die Schwangerschaftsrate hat.

Zusammenfassend lässt sich Folgendes sagen:

- Psychologische Interventionen zeigen einen günstigen Einfluss auf das psychische Befinden, da Angst- und Depressionswerte abnehmen und die Lebensqualität zunimmt. Dieser Effekt ist für Frauen größer als für Männer. Stärker belastete Personen profitieren oft mehr, dies kann auch ein Grund sein, dass es geschlechtsspezifische Unterschiede gibt.
- Bei Paaren, die in einer Kinderwunschbehandlung sind, scheinen psychologische Interventionen einen eher günstigen Einfluss auf die Schwangerschaftsrate zu haben. Wie beschrieben, kommen nicht alle Zusammenfassungen zu diesem Schluss, und es wird noch mehr Untersuchungen geben müssen, die darüber Klarheit schaffen. Schließlich stellt sich auch die Frage nach dem Warum eines möglichen Effektes, da die Wirkmechanismen noch nicht hinreichend geklärt sind.
- Gruppenangebote scheinen etwas wirksamer zu sein als Paar-, Einzel- oder Onlinetherapien.

4 Man spricht von Metaanalysen, wenn die Auswertung über verschiedene als „Primärstudien" bezeichnete Originalarbeiten hinweg in standardisierter Form quantifiziert und zusammengefasst wird.

- Therapeutische Angebote, welche Interventionen aus dem Bereich der kognitiven Verhaltenstherapie beinhalten, sind etwas wirksamer für die Verbesserung der Lebensqualität als beispielsweise Interventionskonzepte, die rein auf Entspannungstrainings basieren.

Zu erwähnen ist auch noch einmal, dass die in den Metaanalysen untersuchten Interventionen in der Regel strukturiert waren, das heißt, es handelte sich um standardisierte Programme, deren Therapieinhalte nicht individuell an die Bedürfnisse der Paare angepasst wurden. Der Vorteil eines solchen strukturierten Vorgehens ist, dass die Wirksamkeit der Programme besser untersucht und mit anderen Programmen verglichen werden kann. Der Nachteil ist, dass solche Programme gegebenenfalls nicht die individuellen Bedürfnisse der Teilnehmenden ansprechen. Der Nachteil von individuell angepassten Beratungsangeboten ist wiederum, dass diese häufig nicht systematisch auf ihre Wirksamkeit hin beforscht werden.

Die psychologische Beratung sollte möglichst auf die für Sie wichtigen Themen abgestimmt erfolgen, und immer wieder sollte gemeinsam überprüft werden, ob das, was Sie besprechen und lernen, für Sie wirklich hilfreich ist. Klären Sie für sich:

- Was fällt mir/uns derzeit schwer?
- Was gelingt mir/uns gut?
- Womit komme ich bzw. kommen wir nicht weiter?
- Was würde ich mir bzw. würden wir uns von einer psychologischen Begleitung wünschen, was sind unsere Themen?
- Welche Befürchtungen haben wir gegenüber einer psychologischen Beratung?
- Was müssen wir über die Beratung und die Arbeitsweise wissen, um uns dafür entscheiden zu können?

Oftmals zeigt sich, dass ein erstes Gespräch zum Kennenlernen mit einer entsprechenden Fachperson ebenfalls hilfreich sein kann, um gemeinsam herauszufinden, ob eine weitere Begleitung sinnvoll ist. Das ist insbesondere dann auch wichtig, wenn Sie bereits Beratungsangebote genutzt haben und diese nicht hilfreich für Sie waren. Manchmal zeigt sich dann, dass die wenig hilfreiche Beratung zum falschen Zeitpunkt stattfand, die Beraterin bzw. der Berater die „falsche“ Person war oder die Arbeitsweise der Fachperson nicht den für Sie richtigen Zugang schaffte.

3.3 Was können Sie selbst tun? Persönliche Auseinandersetzung und Selbsthilfe

In jeder Biografie lassen sich Phasen finden, in denen äußere Umstände zu einem Schub an persönlicher Entwicklung geführt haben. Vom Dalai Lama stammt der Satz: „Schwierige Zeiten lassen uns Entschlossenheit und innere Stärke entwickeln." Oftmals erkennt man dies erst im Rückblick, und in der Phase des inneren Aufruhrs und der schmerzhaften Auseinandersetzung mit schwierigen Situationen sind solche Aussagen nur schwer zu ertragen. Denn in der Konfrontation mit einem kritischen Lebensereignis ist unklar, in welche Richtung sich die Dinge und wir uns selbst entwickeln werden. Der Umgang mit diesen Unsicherheiten fordert uns auf allen Ebenen des Menschseins heraus: emotional, im Denken, im Verhalten und im Kontakt mit anderen. Krisen sollen aber nicht schöngeredet werden, denn sie können auch zu Fehlanpassungen führen, die längerfristig negative Auswirkungen haben.

Die psychologische Forschung hat einige der zentralen Prozesse und Fertigkeiten identifiziert, die Menschen helfen, sich an schwierige Lebensereignisse anzupassen. Auch wenn ein unerfüllter Kinderwunsch eine Phase ist, in der sich inhaltlich unterschiedliche Aufgaben stellen, wiederholen sich die den Aufgaben zugrunde liegenden psychologischen Prozesse. Darauf und auf die Möglichkeiten, diese zu fördern, wird in diesem Kapitel unter anderem eingegangen. Ganz im Sinne von Aristoteles, dem berühmten griechischen Philosophen, der Folgendes sagte: „Wir können den Wind nicht ändern, aber wir können die Segel richtig setzen."

3.3.1 Den aktuellen Standort bestimmen

Die Erfahrung zeigt, dass es hilfreich ist, wenn sich betroffene Paare immer wieder einen aktuellen Überblick über bevorstehende Aufgaben und Herausforderungen verschaffen. Denn diese verändern sich über den Verlauf eines unerfüllten Kinderwunsches hinweg immer wieder: Was zu Beginn vielleicht bedeutsam und hilfreich war, steht für die Bewältigung einer neuen Herausforderung evtl. nicht mehr im Vordergrund. Man könnte auch sagen, das Wetter (die Umstände, die Themen, das Verhalten von Personen um Sie herum, Ihre inneren Sorgen, Gefühle, Gedanken etc.) verändert sich ständig, und Sie als Mensch, der dem Wetter beiwohnt, bleibt beständig. Damit Sie nicht zu nass werden, sollten Sie die richtige Kleidung dabeihaben.

Eine wiederholte Standortbestimmung erleichtert die Identifikation derjenigen Bereiche, die Ihrer besonderen Aufmerksamkeit bedürfen, und hilft zu entscheiden, für welche anderen Themen Sie im Moment weniger Energie aufwenden wollen. Niemand hat für all die Themen, die mit einem unerfüllten Kinderwunsch ins Haus fallen, ausreichend Platz im Leben. Die meisten Paare sind in dieser Situation herausgefordert, sich erst Zeit, Platz und Aufmerksamkeit zu verschaffen, was meistens damit einhergeht, dass in anderen Lebensbereichen einige Dinge weniger fokussiert angegangen werden können.

Eine Standortbestimmung sollte folgende Elemente enthalten:

1. Fassen Sie kurz den bisherigen Weg sowie die aktuellen Themen zusammen. Achten Sie darauf, dies möglichst objektiv und nicht bewertend zu tun – so als ob Sie ein äußerer Beobachter wären.
2. Benennen Sie die Herausforderungen, die im Moment im Vordergrund stehen.
3. Unterscheiden Sie dabei zwischen denjenigen Aspekten der aktuellen Herausforderung, die durch Sie selbst veränderbar sind, und denjenigen, die außerhalb Ihrer Macht liegen.
4. Machen Sie eine Bestandsaufnahme derjenigen Strategien, die Sie nutzen können, um Veränderbares aktiv anzugehen und die den Umgang mit den Aspekten, die außerhalb Ihrer Kontrolle liegen, erleichtern (vgl. dazu auch Kapitel 3.3.9).

Arbeitsblatt 1 (vgl. Anhang, S. 75) können Sie nutzen, um eine aktuelle Standortbestimmung vorzunehmen.

3.3.2 Eine Stressanalyse durchführen

Zu einer Standortbestimmung kann auch gehören, sich einen Überblick über diejenigen Momente und Bereiche zu verschaffen, die besonders belastend und stressreich erlebt werden. Stress ist ein sehr allgemein verwendeter Begriff, und Sie kennen bestimmt auch positive Ereignisse, die mit Stress verbunden sind. Falls Sie verheiratet sind, haben Sie vielleicht die Planung der Hochzeit und einige Momente während des Hochzeitfestes gleichzeitig wunderschön und stressreich empfunden. Im Alltag erleben wir aber vor allem ungewünschte Lebenssituationen als stressreich. Die Zeit des unerfüllten Kinderwunsches birgt verschiedene Stressoren in sich. Führen Sie eine persönliche Stressanalyse durch und nutzen Sie dazu die im Kasten aufgelisteten Fragen.

Übung: Stressanalyse durchführen

- Was sind derzeit Ihre Stressfaktoren?
- Wie stark belasten Sie die einzelnen Stressbereiche?
- Welche Stressbereiche sind unumgänglich, wo gibt es Möglichkeiten, etwas zu verändern, zu verschieben oder abzusagen?
- Gibt es Tätigkeiten oder Lebensbereiche, in denen hohe Ansprüche und Perfektionismus einen wesentlichen Teil zum Ausmaß Ihres Stresses beitragen?
- Schaffen Sie Raum für den unerfüllten Kinderwunsch: Was können Sie sich für das, was veränderbar ist, konkret vornehmen? Wo lassen sich Zeit und Kraft einsparen und gewinnen?
- Wie reagieren Sie und worauf achten Sie, wenn Sie gerade einmal optimal mit Stress umgehen?
- Wie reagieren Sie und was tun Sie, wenn Sie gerade einmal wenig hilfreich mit Stress umgehen?
- Welche Energie-Tankstellen können Sie regelmäßig in Ihren Alltag einbauen?

Weitere hilfreiche Tipps zum Umgang mit Stress finden Sie auch im „Ratgeber Stress und Stressbewältigung“ von Stächele, Heinrichs und Domes (2020).

3.3.3 Ein Kinderwunschteam zusammenstellen

Ein unerfüllter Kinderwunsch ist für viele Paare eine Lebensphase, die völlig neue und unbekannte Erfahrungen nach sich zieht, emotional sich nach einer Achterbahnfahrt anfühlen kann und im Kopf zeitweise zu einem Gedankenkarussell führt, das sich nur schwer stoppen lässt. Es kann sehr herausfordernd sein, die Welt der Reproduktionsmedizin zu verstehen, sich mit bisher unbekannten Begriffen und Themen vertraut zu machen und auch zwischenmenschlich in eine Fachwelt einzutauchen, die vielleicht anders funktioniert, als man es aus dem Privat- und Berufsleben kennt. Dies ist allein nur schwer zu schaffen. Besser ist es, diesen Weg gut begleitet zu gehen: Hoffnungen und Enttäuschungen zu teilen, nimmt dem Gefühl der Einsamkeit, des Kontrollverlustes und den Selbstzweifeln die Schärfe. Das hier ist zu groß, als dass Sie das alleine schaffen müssen – auch wenn Sie sich bisher vielleicht als eine Person kennen, die eher selten Hilfe in Anspruch nimmt.

Stellen Sie sich für diese Reise Ihr Kinderwunschteam zusammen und überlegen Sie sich, mit welchen Instrumenten Sie im Team funktionieren wollen. Überlegen Sie auch, welche Teamkrisen auftreten könnten und wie Sie diese vorwegnehmen und angehen können. Achten Sie auf Ausgewogenheit im Team: Einerseits sollten die Teammitglieder unterschiedliche Bereiche abdecken, andererseits sollten sie auch unterschiedlichen Bedürfnissen nachkommen können. So kann im Bereich „Soziale Unterstützung durch Freunde“ eine Freundin vielleicht hilfreich sein, Sie durch gemeinsame Aktivitäten immer wieder auch in andere Bereiche des Lebens zurückzuholen, eine andere Person kann evtl. besonders hilfreich sein, wenn Sie nur noch heulen könnten. Die eine Reproduktionsmedizinerin ist vielleicht eine sehr kompetente und erfahrene Ärztin, während ihre Stellvertretung Ihnen kommunikativ mehr entspricht. Konzentrieren Sie sich auf diese Stärken und nicht auf das, was diese Personen Ihnen weniger anbieten können.

Übung: Kinderwunschteam zusammenstellen

Erstellen Sie eine Liste mit Personen, die Sie in Ihr Kinderwunschteam einladen können:

1. Welche Person aus den folgenden Bereichen könnte zu Ihrem Kinderwunschteam gehören?
   - Freundeskreis
   - Familie
   - Kinderwunschzentrum
   - Weitere Fachpersonen (Medizin, Psychologie/Beratung usw.)
   - Arbeitsplatz
   - Vereine, Kirche
   - Selbsthilfe/Betroffene
2. Welche Kompetenzen und Fähigkeiten haben diese einzelnen Teammitglieder?
3. Was brauchen Sie von den jeweiligen Personen?

4. Wie wollen Sie die Teamarbeit gestalten (z.B. zu bestimmten Zeiten Updates geben, einen Chat erstellen, regelmäßige Treffen, Gespräch über Kinderwunsch auf eine bestimmte Zeit begrenzen usw.)?

Wenn Sie eine Liste erstellt haben, überlegen Sie sich, wie Sie die jeweilige Person in Ihr Team einladen können. Erkundigen Sie sich, ob die jeweilige Person Sie in dieser Weise auf dem Weg begleiten mag und kann, und besprechen Sie mit ihr, was Sie sich von ihr erhoffen bzw. welche Unterstützung Sie brauchen können.

3.3.4 Vorausschauende Planung

Vorausschauend planen heißt, im Vorfeld mögliche kritische Momente zu identifizieren und einen Plan zu haben, wie beim Eintreten der Situation reagiert werden kann. Vieles liegt außerhalb Ihrer Kontrolle, wenn Sie sich für einen unerfüllten Kinderwunsch engagieren. Es gibt aber auch einige Dinge, die planbar sind und über die ein gewisses Ausmaß an Kontrolle wiedererlangt werden kann, und hier lohnt es sich, genau hinzuschauen. Gewisse Herausforderungen wiederholen sich in der Phase eines Kinderwunsches: gewisse Behandlungsschritte, das Eintreten der Menstruation, das Warten auf ein Resultat, ein negativer Schwangerschaftstest, eine Familienfeier mit zahlreichen Kindern, die Nachricht einer Schwangerschaft im Freundeskreis usw. Wenn Sie bereits die Erfahrung gemacht haben, dass Sie diese Ereignisse nicht unberührt lassen, lohnt es sich, sich Gedanken dazu zu machen, wie Sie sich darauf vorbereiten können. Achten Sie gut auf Ihre Bedürfnisse und was Sie tun können, um diesen gerecht zu werden.

Hilfreiche Fragen für eine vorausschauende Planung können sein:

- Was kommt konkret auf uns zu und was kann an der Situation herausfordernd sein?
- Wie sind wir bisher mit solchen Situationen bzw. Herausforderungen umgegangen und was sollte zukünftig besser laufen?
- Wo werde ich mich bzw. werden wir uns dann befinden? Wer wird noch anwesend sein? Können wir diese belastende Situation besser gestalten?
- Was brauchen wir voneinander?
- Wie lange wird die Belastung andauern?

- Was wäre hilfreich, vor, während oder nach der belastenden Situation zu machen?
- Wie und mit wem sind wir vorher, während und nach der herausfordernden Situation im Austausch?
- Wer oder was kann uns in der Situation unterstützen, wen möchten wir dazu ins Vertrauen ziehen?

3.3.5 Die eigenen Werte klären

Eine Elternschaft stellt für viele Menschen einen sehr wichtigen Lebenswert dar. Seit Menschengedenken pflanzen wir uns nicht nur fort, um die Art zu erhalten, sondern um wichtige und sehr persönliche Grundbedürfnisse zu erfüllen. Auch wenn es verschiedene Werte gibt, die viele Eltern gleichermaßen teilen, sind Lebenswerte etwas sehr Persönliches: Für die eine Person ist es von großer Bedeutung, ein besonders verständnisvoller Vater zu sein, für die andere Person ist es vielleicht wichtiger, gemeinsam viele Abenteuer zu erleben und zu teilen, und für die dritte Person geht es vor allem darum, dem Kind den Wert eines respektvollen und nachhaltigen Umgangs mit der Umwelt zu vermitteln. Werte sind jenseits allgemein akzeptierter ethischer Standards eine persönliche Haltung und Entscheidung.

Im Rahmen der Vorbereitung auf eine Elternschaft – und die Zeit des unerfüllten Kinderwunsches kann dazu gezählt werden – kann eine Werteklärung ein wichtiges Element sein. Sich der eigenen Werte bewusst zu sein, hilft dabei, mit schwierigen Situationen so umzugehen, dass sie einen näher zu und nicht weiter weg von den eigenen Werten bringen. Vielleicht kennen Sie das auch aus anderen Lebensbereichen? Wenn es Ihnen persönlich wichtig ist, in einem bestimmten Projekt an Ihrer Arbeitsstelle einen wichtigen Beitrag zu leisten, sind Sie eher dazu bereit, auch Unannehmlichkeiten in Kauf zu nehmen und auszuhalten (z. B. die Präsentation des Projektes vor einem kritischen Kunden, die Teilnahme an einer Sondersitzung am Abend). So kann ein fester Bezug zum Wert der Elternschaft auch helfen, sich auf die Belastungen in der Phase des unerfüllten Kinderwunsches einzulassen.

Aber auch diejenigen Lebenswerte, die sich nicht auf Ihren Kinderwunsch beziehen, sollten nicht vernachlässigt werden (vgl. dazu Kapitel 3.3.6).

Übung: Fragen für die Werteklärung

- Was bedeutet es für mich, Mutter oder Vater zu werden?
- Was für eine Mutter bzw. was für ein Vater möchte ich gerne sein?
- Was möchte ich meinen Kindern an Grundwerten mitgeben?
- Wie möchte ich meine Kinder prägen?
- Was wünsche ich mir, dass meine Kinder in einer Rede zu meinem 60. Geburtstag über mich als Mutter/Vater sagen werden?
- Welche der Werte meiner eigenen Erziehung möchte ich weitergeben, von welchen möchte ich mich distanzieren?
- Wie stelle ich mir die schönen Momente mit meinem Kind vor, wie die schwierigen?

Auch wenn dies wichtige Fragen für die Werteklärung sind, können sie auch traurige Gefühle auslösen. Vielleicht jetzt, wo Elternschaft ein Wunsch ist. Vielleicht aber auch, wenn Sie schon Kinder haben und realisieren, dass es Ihnen nicht immer gelingt, die Mutter oder der Vater zu sein, die oder der Sie sein möchten. So ist es mit Werten: Sie geben eine übergeordnete Richtung vor, und wenn wir vom Weg in diese Richtung abkommen, können wir uns immer wieder neu in ihre Richtung orientieren. Dies bringt uns dem Wert näher, als wenn wir uns in der Trauer und in Selbstvorwürfen verlieren. Uns wieder neu auszurichten, gelingt über konkrete Handlungen: Was kann ich jetzt hier gerade tun, um mich für meinen Wert Elternschaft wieder so zu engagieren, wie ich es möchte? Die Antwort darauf kann auch etwas ganz Kleines sein (z.B. nach einer gereizten Reaktion abends Ihrem Kind noch eine Geschichte vorlesen, mit Ihrer Frau über den nächsten Behandlungsschritt sprechen oder dem Wunschkind eine kurze Notiz schreiben).

3.3.6 Andere Lebenswerte nicht vernachlässigen

Neben der erwünschten Elternschaft wird es auch andere Lebensbereiche geben, die Sie als Menschen ausmachen und Ihnen wichtig sind. Viele Paare erleben im Zusammenhang mit dem unerfüllten Kinderwunsch aber eine Phase, in der diese anderen Lebensbereiche in den Hintergrund rücken, weil der Wert Elternschaft viel psychische Energie, Aufmerksamkeit und Zeit in Anspruch nimmt. Wenn sich das Leben über längere Zeit fast nur noch um das

Thema Elternschaft dreht, geschieht oftmals Folgendes: In einer ersten Phase setzt die starke Konzentration auf das Thema zunächst Ressourcen und Kraft frei. Sie hilft, sich mit Energie und gut informiert um den unerfüllten Kinderwunsch zu kümmern und sich gut auf die Herausforderungen einzulassen. Nach einiger Zeit stellt sich vielleicht eine leichte Ermüdung ein, und vor allem, wenn der Prozess nicht - wie gewünscht - voranschreitet, kommt Frustration auf. Die Vernachlässigung anderer Lebensbereiche wird zunehmend spürbar - vielleicht in einer Leere, Freud-, Lust- oder Interesselosigkeit. Befriedigung wird kurzfristiger gesucht und gefunden, oftmals durch alles, was digitale Medien und Streaming-Dienste anbieten. Die Schwelle, sich um Beziehungen oder Hobbys zu kümmern, wird höher, und damit kommt ein unguter Kreislauf in den Gang: Sinnleere durch einen Werteverlust bzw. durch Einengung auf einen dominanten Wertebereich, kurzfristige Kompensation, Unzufriedenheit etc.

Wertebereiche sind ein bisschen wie Schauspieler auf der Bühne. Manchmal stehen sie nicht im Rampenlicht. Es ist aber immer möglich, den Lichtkegel wieder darauf zu richten und sie genauer zu untersuchen. Das Leben findet jetzt und hier statt, nicht erst, wenn die Probleme gelöst sind. Das, was wichtig ist, kann jederzeit aufs Neue gepflegt und gehegt werden.

Die Auseinandersetzung mit dem, was einem im Leben wichtig ist, ist auch dann hilfreich, wenn es darum geht, einem Lebensplan ohne eigenes Kind Raum zu geben. Dieser Prozess kann jederzeit beginnen. Vor allem aber sollten Sie nicht erst dann damit anfangen, wenn sich der Abschied vom Kinderwunsch abzeichnet.

Merke

Andere Lebenswerte sind nicht einfach Trostpreise, sondern gehören jederzeit zu einem ausgefüllten, ausgeglichenen Leben. Daraus leitet sich die wichtige Empfehlung ab, bereits zu Beginn der Phase, in der Zeit und Energie in den unerfüllten Kinderwunsch gesteckt werden, sich mit den eigenen Lebenswerten auseinanderzusetzen und diese aktiv zu pflegen.

> Was macht Sie als Person neben dem unerfüllten Kinderwunsch aus? Was ist Ihnen im Leben wichtig? Was für ein Mensch wollen Sie in Ihren Wertebereichen sein? Wie wollen Sie in der nächsten Zeit für Ihre Lebens-

werte Sorge tragen? Mithilfe des Arbeitsblattes 2 (vgl. Anhang, S. 77) können Sie sich mit diesen Fragen auseinandersetzen.

3.3.7 Sorgen Sie für einen ausgewogenen Aktivitäten-Kreis

Viele Paare berichten, dass es in der Auseinandersetzung mit dem unerfüllten Kinderwunsch auch Veränderungen in der Gestaltung des Lebens gibt. Einige Anpassungen in der Alltagsgestaltung sind hilfreich und adaptiv, weil sie Raum für das geben, was jetzt wichtig ist. Andere Veränderungen werden nach einer gewissen Zeit jedoch als schmerzhafte Verluste wahrgenommen und können zu Konflikten führen. In der Beratung sind oft Sätze wie „Früher haben wir uns manchmal einfach spontan mit Freunden verabredet oder haben gemeinsam abends Sport getrieben. Jetzt sind wir so viel zu Hause und drehen uns um dasselbe Thema“ zu hören. Um mittelfristig ausgeglichener durch die Zeit des unerfüllten Kinderwunsches zu kommen, kann es helfen, sich mit diesem Vorher und dem Jetzt auseinanderzusetzen, Diskrepanzen zu erkennen und die Zeit wieder bewusster und ausgewogener zu gestalten.

Machen Sie sich gemeinsam Gedanken über die Gestaltung Ihrer Zeit vor der Kinderwunschphase und heute: Was hat Sie als Paar und als Einzelperson ausgemacht, bevor Sie mit der Familienplanung begonnen haben? Welche Veränderungen waren oder sind für die Familienplanung notwendig? Was ist auf der Strecke geblieben und was davon bedauern Sie? Welche Aktivitäten würden Sie gerne wieder aufnehmen, welche neuen vielleicht entdecken? Eine Hilfestellung dazu bietet Ihnen das Arbeitsblatt 3 (vgl. Anhang, S. 79).

3.3.8 Das Profil des unerfüllten Kinderwunsches verstehen

Die Phase eines unerfüllten Kinderwunsches ist eine Lebenserfahrung, die sich im Erleben der einen Person stark vom Erleben der anderen Person unterscheiden kann. Obwohl sich bestimmte Herausforderungen und Situationen gleichen, spielen verschiedene biografische, intrapsychische, kulturelle, soziale oder partnerschaftliche Faktoren, die sich von Paar zu Paar unterscheiden, eine wichtige Rolle für das Erleben und den Umgang mit den Herausforderungen. Eine Auseinandersetzung mit den Faktoren kann hilfreich sein, um zu erkennen, wodurch die Herausforderungen zusätzlich genährt werden, und um zu überprüfen, ob der Einfluss einiger dieser zusätzlichen Faktoren vermindert werden kann.

Wenn Sie beispielsweise aus einer Familie stammen, in der gilt, dass ein Kind zu haben die schönste Sache der Welt ist, wird sich dies auf Ihre Erwartungshaltung anders auswirken, als wenn Sie von früh auf mit der Botschaft konfrontiert wurden, dass eine eigene Karriere für die Unabhängigkeit einer jungen Frau von immenser Bedeutung ist. Wir werden alle durch die Wertvorstellungen der Generation geprägt, die über einige Jahre die Verantwortung für unser Aufwachsen trägt. Nicht immer werden die Werte und Normen unserer Eltern verbal ausgedrückt, oftmals werden wir eher durch das Vorleben der Werte und Normen geprägt.

Diese biografisch geprägten Einstellungen geben wir dann wiederum oft weiter: Auch Sie haben sicherlich Wertvorstellungen und Ideen, wie Sie Ihr Kind bestmöglich auf seinem Weg ins Erwachsenwerden begleiten wollen, und werden in der Erziehung Ihre Wertvorstellungen einbringen. Daneben können Vorerfahrungen, wie z. B. ein Schwangerschaftsabbruch zu einem früheren Zeitpunkt im Leben oder ein schmerzhafter beruflicher Misserfolg, und andere kritische Lebensereignisse nun auch einen Einfluss auf das Erleben des unerfüllten Kinderwunsches haben. Ein Verständnis dafür, welche Faktoren sich auf das Erleben Ihres Kinderwunsches auswirken, kann helfen, das eine (was war) vom anderen (was jetzt ist) besser zu trennen und eine Grundlage dafür bieten, neue, passendere und hilfreichere Einstellungssätze zu formulieren.

Schuldzuweisungen sind in dieser Auseinandersetzung in der Regel wenig hilfreich, um ein echtes und mitfühlendes Verständnis für sich selbst aufzubauen. Oftmals öffnen sie eher die Türe, auch gegenüber sich selbst mit harscher Selbstkritik und Schuldgefühlen zu reagieren – und das ist das Letzte, was Sie nun gebrauchen können.

> Denken Sie über die folgenden Fragen bewertungsfrei nach, so als ob Sie auf Ihr Leben als Beobachter von außen blicken würden. Ihre Antworten auf die Fragen können Sie im Arbeitsblatt 4 (vgl. Anhang, S. 81) notieren:

- Welche Botschaften von wichtigen Bezugspersonen zu den Rollen als Frau/Mann, Mutter/Vater, Ausbildung und Beruf, Freizeit etc. haben Sie von der Kindheit an bis ins Erwachsenenalter geprägt?
- Welche gesellschaftlichen und kulturellen Erwartungen prägen Ihren Kinderwunsch?
- Welche persönlichen Lebensereignisse wirken sich bis heute auf Ihren Kinderwunsch aus?
- Von welchen Leitsätzen und Normvorstellungen möchten Sie sich zunehmend loslösen? Lassen sich diese so umformulieren, dass sie auf Ihr jetziges und zukünftiges Leben besser passen?
- Gibt es persönliche Lebensereignisse, mit denen Sie Ihren Frieden finden wollen?

3.3.9 Hilfreiche und nicht hilfreiche Bewältigungsstrategien erkennen

Als Bewältigungsstrategie bezeichnen wir alle bewussten und unbewussten Verhaltensweisen und Reaktionen, um Belastungen, die durch den unerfüllten Kinderwunsch entstehen, zu reduzieren (vgl. Tabelle 6). Es wird zwischen Strategien unterschieden, die von außen beobachtbar sind, und Strategien, die von außen nicht sichtbar sind, die sich im Innenleben eines Menschen abspielen (z.B. Gedanken).

Tabelle 6: Beispiele für Bewältigungsstrategien

Beobachtbare Strategien	Nicht sichtbare Strategien
• *Kreative Aktivitäten:* Musik machen und hören, etwas gestalten, handarbeiten, etwas schreiben • *Aktivierende Aktivitäten:* Sport, Reisen, Gartenarbeit • *Soziale Aktivitäten:* sich mit Freundinnen und Freunden treffen und austauschen, gemeinsam mit der Partnerin oder dem Partner etwas unternehmen	• *Emotional:* sich den eigenen Gefühlen zuwenden und ihnen mitfühlend Raum geben • *Kognitiv:* etwas mit Humor nehmen, sich mit anderen vergleichen, grübeln und über Lösungsmöglichkeiten nachdenken, tagträumen, Informationen zum Thema Kinderwunsch lesen und verarbeiten

Tabelle 6: Fortsetzung

Beobachtbare Strategien	Nicht sichtbare Strategien
• *Genuss:* etwas Leckeres kochen und essen, einen Nachmittag im Café mit einem leckeren Kaffee und guter Lektüre verbringen • *Entspannung:* Entspannungsübungen durchführen, sich massieren lassen, in die Sauna gehen	

Bewältigungsstrategien sind sehr individuell: Der einen Person hilft es, verstärkt Sport zu treiben und sich mit vielen verschiedenen Menschen über die belastende Situation auszutauschen. Die andere Person profitiert dagegen davon, sich zurückzuziehen und sich nur mit der besten Freundin auszutauschen. Dies kann in einer Partnerschaft manchmal zu Konflikten führen, wenn die eine Person die andere hinsichtlich ihrer Art, mit Problemen umzugehen, kritisiert. Dabei ist die Frage, *was* Sie tun oder die bzw. der andere tut, weniger wichtig als die Frage, *wozu* das jeweilige Verhalten dienen kann.

Nehmen Sie also Ihre Bewältigungsstrategien genauer unter die Lupe. Nutzen Sie dazu Arbeitsblatt 5 (vgl. Anhang, S. 83). Für den Aufbau und den Einsatz von Bewältigungsstrategien stellen sich vier zentrale Fragen:

1. Welche Probleme treten auf? Was stresst mich ganz spezifisch daran, dass unser Kinderwunsch sich nicht erfüllt? Was belastet mich besonders?
2. Was habe ich bisher bereits getan, um mit dem Problem umzugehen?
3. Nutzen: Wie hat mir dieser Bewältigungsansatz geholfen?
4. Kosten: Welche Kosten waren mit diesem Bewältigungsansatz verbunden?

Zu Frage 1: Achten Sie darauf, Ihre Problemthemen gut einzugrenzen: Anstatt „unerfüllter Kinderwunsch" zu formulieren, macht die Formulierung „Verzweiflung beim Eintreten der Monatsblutung" deutlicher, was Sie im Umgang mit dem unerfüllten Kinderwunsch wirklich herausfordert. Viele Paar berichten auch von weiteren regelmäßig auftretenden Problemmomenten (z. B. der Zeit zwischen Embryotransfer und Schwangerschaftstest im IVF-Zyklus, dem

Kontakt mit jungen Eltern). Überlegen Sie sich im ersten Schritt, mit welchen Problemmomenten Sie konfrontiert sind. Denken Sie dann vor allem darüber nach, was diesen Moment für Sie zu einem schwierigen Moment macht. Hier liegt der Fokus mehr auf Ihren inneren Prozessen, also den schwierigen Gefühlen und Gedanken, die in den Problemmomenten auftauchen. In der Regel ist es nicht die Situation an sich, die belastend ist, sondern das, was die Situation mit Ihnen macht, oder das, was Sie aus der Situation machen.

Beispiele: Besondere Belastungen

- Innere Unruhe und Angst vor dem Schwangerschaftstest.
- Gefühle des Ausgegrenztseins und der Einsamkeit, wenn Freundinnen miteinander über Kinderthemen sprechen.
- Hilflosigkeit und Ärger über unklare Anweisungen der Ärztin bzw. des Arztes.

Zu Frage 2: Notieren Sie alles, was Ihnen dazu in den Sinn kommt. Bedenken Sie, dass es Bewältigungsstrategien gibt, die sich im Verhalten zeigen, und Strategien, die von außen nicht sichtbar sind. Die folgenden Beispiele beziehen sich auf den Problembereich „Innere Unruhe und Angst vor dem Schwangerschaftstest".

Beispiele: Bisheriger Umgang mit dem Problem

- Im Internet recherchieren, wie es weitergehen kann, falls der Test negativ ist.
- Positives Denken, negative Gedanken verbannen.
- Konzentration auf mich selbst.

Zu Frage 3: Notieren Sie nun auf Arbeitsblatt 5, welche positive Wirkung jede dieser Strategien kurzfristig und langfristig hatte. Kurzfristig bezieht sich auf den konkreten Moment, in dem Angst und Unsicherheit auftauchen. Langfristig bezieht sich auf die Momente danach, vielleicht bis heute. Woran erkennen Sie, dass es geholfen hat, dass Sie dieses oder jenes getan haben? Was war danach leichter?

Beispiele: Nutzen der Bewältigungsstrategien

Strategie: Im Internet recherchieren, wie es weitergehen kann.

Nutzen:
- Gefühl der Kontrolle und Perspektive.
- Einen Plan in der Tasche haben.
- Bestätigung, auf dem richtigen Weg zu sein.

Strategie: Positives Denken, negative Gedanken verbannen.
Nutzen:
- Etwas mehr Hoffnung haben, kurzfristige Angstabnahme.

Strategie: Konzentration auf mich selbst, indem ich mich zurückziehe.
Nutzen:
- Zufriedenheit, da mich niemand stört.
- Kontrolle, da ganz auf mich fokussiert.
- Ich nehme mich endlich mal wichtig.

Zu Frage 4: Viele Verhaltensweisen, die Menschen aufgrund von Schwierigkeiten zeigen, haben sowohl positive (hilfreiche) Auswirkungen als auch negative Konsequenzen. Am Ende geht es immer darum, abzuwägen, ob ein bestimmtes Verhalten bzw. eine Bewältigungsstrategie tatsächlich hilfreich oder ob die Strategie eher hinderlich ist bzw. welche psychosozialen Kosten mit dem Verhalten verbunden sind. Denken Sie bei der Beantwortung dieser Frage an Ihr ganzes Leben, nicht nur an den Kinderwunsch. Gibt es etwas, das auf der Strecke bleibt und Sie daher bedauern?

Beispiele: Kosten der Bewältigungsstrategien

Strategie: Im Internet recherchieren, wie es weiter gehen kann.
Kosten:
- Ständige Beschäftigung mit dem Thema belastet mich und fixiert mich auf das Thema.
- Die Arbeit bleibt liegen.
- Konflikt mit Partner, weil er nicht an mich rankommt.

Strategie: Positives Denken, negative Gedanken verbannen.
Kosten:
- Erschöpfung, braucht viel Energie.
- Ärger und Verzweiflung, weil es nicht ganz funktioniert.

Strategie: Konzentration auf mich selbst, indem ich mich zurückziehe.
Kosten:

- Freundinnen abwimmeln und enttäuschen müssen.
- Keine Ablenkung.

Fassen Sie für sich zusammen, welche Strategien sich bisher kurz- wie auch mittelfristig als wirksam und funktional für Ihr ganzes Leben erwiesen haben, also auch für die anderen Ihnen wichtigen Wertebereiche. Auf welche Kosten möchten Sie vermehrt verzichten, und wie sollten Sie mit den auftauchenden Herausforderungen umgehen, um dies zu erreichen? Was könnte dazu hilfreich sein?

3.3.10 Bewältigungsstrategien, die anderen betroffenen Paaren geholfen haben

In der Beratung von Paaren mit einem unerfüllten Kinderwunsch wird häufig die Frage gestellt, was bisher für den Umgang mit der Situation besonders hilfreich war. Hilfreich bedeutet dabei nicht, dass dadurch Schmerz und Enttäuschung verhinderbar gewesen wären, sondern dass dadurch die psychologischen Nebenwirkungen des unerfüllten Kinderwunsches besser ertragbar waren.

Kinderwunschtagebuch. Insbesondere Frauen berichten immer wieder, dass ihnen das Aufschreiben ihrer Erfahrungen, Ängste und Hoffnungen, Freuden und Enttäuschungen eine Möglichkeit bietet, sich konzentriert damit auseinanderzusetzen, um danach wieder etwas innere Ruhe zu finden. Das Ordnen von Gedanken ist eine wirksame Strategie der Verarbeitung von schwierigen Lebensereignissen.

Kinderwunschfreie Inseln schaffen und sich um andere Lebensinhalte kümmern. Für viele Paare ist es sehr wichtig, sich wiederholt Pausen von ihrem Kinderwunschprojekt zu schaffen. Auf den kinderwunschfreien Inseln geht es sehr bewusst um andere Themen als ums Kinderkriegen. Nicht nur die Gespräche beziehen sich dann auf andere Themen – oft auf „Erwachsenenthemen" –, sondern auch die Aktivitäten. Es gibt einige Dinge, auf die man verzichten wird und die nicht mehr möglich sein werden, wenn Kinder Teil des Lebens geworden sind. Auf den kinderwunschfreien Inseln sollen genau diese Dinge so viel Platz wie möglich erhalten, auf die im Moment noch nicht verzichtet werden muss.

Beispiele

Sich intensiv auf einen Sportwettbewerb vorbereiten, abenteuerliche Reisen planen, Weiterbildungen, den Job wechseln, Fallschirmspringen, Feste feiern, das Ausschlafen zelebrieren, sich gegenseitig vorlesen, ein kulturelles, berufspolitisches, politisches, soziales oder umweltbezogenes Engagement eingehen, sich in bestimmte Themen vertiefen (Kultur, Wissenschaft, Umwelt, Gesellschaft, Sport etc.) usw.

Rituale. Einige Paare berichten, dass Rituale ihnen einen wichtigen Halt geben. So können sich Rituale u. a. auf die Kinderwunschbehandlung beziehen: Das Paar geht beispielswiese vor einem Embryotransfer immer in ein bestimmtes Restaurant zum Essen oder zündet zu bestimmten Zeitpunkten für das Kind, das nicht geboren wurde, eine Kerze an. Andere Rituale können sich auf die Partnerschaft im Allgemeinen beziehen: Einmal wöchentlich wird sich für eine gemeinsame Wochenschau zusammengesetzt, bei der sowohl Organisatorisches besprochen wird als auch Platz für die in der folgenden Woche bevorstehenden Bauchweh-Themen oder für ein gemütliches Sonntagmorgen-Ritual ist.

Brief an das Wunschkind, das zu uns kommen wird oder das wir nie kennenlernen werden. (Noch) kinderlose Paare oder Paare, die bereits ein Kind haben, bei denen es aber kein zweites oder drittes Mal klappen will, haben oftmals viele konkrete Tagträume darüber, wie es dann sein wird, wenn der Wunsch in Erfüllung geht. Ein Brief an das Wunschkind kann genau diese Fantasien beinhalten. Der Brief kann aber auch Wünsche für das Kind oder dessen Bedeutung für das eigene Leben beinhalten. Manchmal ist es auch in einer Phase, in der sich ein Paar mit einem definitiv kinderlosen Leben auseinanderzusetzen beginnt, förderlich, das Wunschkind auf diese Art und Weise zu verabschieden. Noch einmal all die unerfüllten Träume, aber auch den langen Weg, der vielleicht hinter einem liegt, in Worte zu fassen, kann ein hilfreicher Schritt für das Weitergehen sein. Natürlich ist es ein Brief mit Absender, aber ohne Adresse. Manche Paare haben gerade im Abschied vom Kinderwunsch einen Ort gefunden, an dem der Brief an das Kind, das sie nie kennenlernen werden, gut aufgehoben ist.

Der Sexualität Sorge tragen. Oftmals berichten Kinderwunschpaare auch, dass sie lernen mussten und auch wollten, ihrer Sexualität wieder auf eine neue Art und Weise Sorge zu tragen. Wenn die Sexualität über einen längeren Zeitraum hinweg vordergründig einer möglichen Fortpflanzung dient, gehen oft andere Aspekte, die auch dazu gehören können, verloren: das Verbindende, Entspannende, Erotisch-Sinnliche, Spielerische, Spontane. Manchmal bedarf es der bewussten Vereinbarung, „Nicht-Fortpflanzungssex" miteinander zu haben, um diese verschütteten Qualitäten wieder auszugraben. Der Fantasie der Sex-Dates sind nun in Bezug auf den Zeitpunkt, den Ort, die Stellung und das Rundherum keine Grenzen mehr gesetzt, und dies kann einem wichtigen Bereich in der Partnerschaft wieder neue Energie geben.

3.3.11 Wichtige psychologische Fertigkeiten kultivieren

Die psychologische Forschung der letzten Jahrzehnte hat einige psychologische Mechanismen identifizieren können, die Menschen brauchen, um sich erfolgreich an die sich stetig ändernden Anforderungen der Umwelt anzupassen. Übergeordnet steht das Konzept der psychologischen Flexibilität, denn unsere Lebensumstände ändern sich ständig, und wir sind herausgefordert, uns immer wieder neu und flexibel daran anzupassen. Ein Kinderwunsch, der sich nicht so leicht und spontan wie erhofft erfüllen lässt, ist ein Beispiel für solche Lebensumstände. Nicht gewünscht und nicht gewählt, dennoch das, was gerade als schmerzhafte, unwillkommene Tatsache einen Teil des Lebens ausmacht.

Drei wichtige Fähigkeiten für die flexible Anpassung an die Herausforderungen des Lebens sind

1. die Fähigkeit, sich immer wieder voll und ganz dem aktuellen Moment zuzuwenden,
2. eine Offenheit gegenüber inneren Erfahrungen wie Gefühlen und Gedanken und
3. das zu tun, was einem wertorientierten Leben entspricht, und dafür die Bereitschaft zu haben, die eigene Komfortzone zu verlassen (vgl. dazu auch Kapitel 3.3.5 und überlegen Sie sich konkrete Schritte und Ziele, wie Sie Ihr Leben und Ihr Verhalten (wieder) mehr nach Ihren Werten ausrichten können).

Was bedeutet es, sich voll und ganz dem jeweiligen Moment zuzuwenden? Vielleicht ist Ihnen das Konzept der Achtsamkeit bereits zu Ohren gekommen oder vertraut. Seit rund drei Jahrzehnten wird dazu geforscht und werden Angebote entwickelt, die Menschen helfen, diese Fähigkeit zu entwickeln und zu pflegen. Mit Achtsamkeit wird ein klares und nichtbewertendes Gewahrsein dessen beschrieben, was in jedem Augenblick gerade geschieht – in unserem Körper, den Gedanken und Gefühlen und dem, was um uns herum wahrgenommen werden kann. Achtsam sein bedeutet, die Dinge so anzunehmen, wie sie sind, ob sie gerade angenehm, unangenehm oder neutral sind. Das Leben wird von Augenblick zu Augenblick so erlebt, wie es sich gerade entfaltet.

Dies ist gar nicht so einfach – und natürlich auch nicht immer sinnvoll. Wenn Sie in einem Einkaufsladen ohne Einkaufsliste stehen, ist es sinnvoll, den jetzigen Moment mit allem, was Sie gerade umgibt, zu verlassen und zu versuchen, Dinge aus der Vergangenheit zu erinnern sowie Überlegungen in Bezug auf die Zukunft anzustellen: Wie viele Gäste werden wir heute Abend haben? Was brauche ich noch alles für die Vorspeise? Hat meine Frau gestern die ganz Butter aufgebraucht oder ist noch ein Rest vorhanden? Hat mein Kollege kürzlich nun gesagt, dass er auf Sellerie oder Apfel allergisch ist? etc. Wir sind dazu fähig, weil unser hochentwickeltes Gehirn es uns ermöglicht, die Vergangenheit zu erinnern und in die Zukunft zu denken. Dies ist ohne Zweifel ein großer Überlebensvorteil der Spezies Mensch, allerdings auch ein zweischneidiges Schwert: Oftmals verlassen wir in Gedanken das Jetzt und verpassen damit auch den einzigen Augenblick, der uns zum wirklichen Leben überhaupt zur Verfügung steht. Denn während Sie darüber nachdenken, was in der Vergangenheit alles geschehen ist und wie Sie es gerne für die Zukunft hätten, verstreichen viele Augenblicke, in denen Sie das, was Jetzt und Hier gerade ist, nicht ausgekostet haben. Eine bedauerliche Konsequenz davon ist, dass Menschen oftmals viel Energie in Überlegungen und Vorstellungen stecken und zum jetzigen Zeitpunkt wegen etwas leiden, das niemals eintreten wird. Auch das wiederholte Erinnern an Situationen, die geschehen sind, ist nur begrenzt hilfreich. Während nur ein Teil unserer Erinnerung dazu dient, einen Fehler zukünftig nicht mehr zu machen, führt der größere Anteil dazu, dass etwas Schmerzhaftes der Vergangenheit wiederholt zu etwas Schmerzhaftem in der Gegenwart wird. Emotionen erleben wir immer im Jetzt, sie können uns also vorgaukeln, dass wir uns in diesem Moment gerade in einer katastrophalen

Situation befinden, obwohl wir uns in Wirklichkeit um drei Uhr nachts in unserem Bett in völliger Sicherheit befinden.

Die Fähigkeit, Ihre gesamte Aufmerksamkeit dem zuzuwenden, was hier und jetzt gerade ist, verbindet Sie wieder mit der Realität. Sie sind dabei aber nicht immer in einer Realität, die einfach angenehm und schön ist, denn manche Lebenssituationen sind einfach schmerzhaft, ob uns das gefällt oder nicht. Dennoch eröffnen sich nur im Hier und Jetzt Handlungsmöglichkeiten, alles andere ist Erinnern an etwas Vergangenes oder Planen von etwas Zukünftigem. Mit der Kultivierung der Fähigkeit des „Zurückkommens" in den gegenwärtigen Moment werden wir innerlich flexibler, denn wir bleiben weniger an der erinnerten Vergangenheit oder der vorgestellten Zukunft kleben.

Beispiele: Achtsamkeit im Alltag

- Die Wasserperlen der Morgendusche auf der Haut spüren und beobachten.
- Die Hintergrundmusik im Einkaufszentrum wahrnehmen.
- Den ersten Bissen in Ihr Mittagsbrot zuerst an Lippe, Zähnen und Gaumen spüren und beobachten, wie sich der Geschmack in Ihrem Mund entfaltet.
- Einen Vogel im Frühling beim Zwitschern beobachten und hören.
- Wahrnehmen, wie das Gewicht des Körpers im Bett an die Matratze abgegeben wird, wahrnehmen, was Sie hören und wie es im Schlafzimmer riecht, sowie fühlen, wie Brust und Bauch sich im Rhythmus der Atmung bewegen.

Üben Sie diese Fertigkeit immer wieder im Alltag, indem Sie einfach einen kurzen Moment das Jetzt bewusst, genau und mit allen Sinnen unter die Lupe nehmen. Zum Üben können Sie auch die Achtsamkeitsübung „Achtsames Atmen" nutzen oder eine Vielzahl von Achtsamkeits-Apps, die es mittlerweile am Markt gibt. Viele der Apps bieten themenspezifische Achtsamkeitsübungen und Achtsamkeitsmeditationen an (z. B. die App Headspace).

Eine Anleitung zur Durchführung der Achtsamkeitsübung „Achtsames Atmen" finden Sie auf Arbeitsblatt 6 (vgl. Anhang, S. 84).

Der zweite Aspekt, der maßgeblich dazu beiträgt, dass Menschen sich an unwillkommene Lebensumstände flexibel anpassen können, beinhaltet die Fähigkeit, gegenüber dem, was ist, eine offene und annehmende Haltung einzunehmen. Dies bezieht sich vor allem auch auf innere Erfahrungen, also die eigenen Gefühle und Gedanken. In der Realität sind Sie vielleicht bereits eine Weile mit der Tatsache unterwegs, dass sich Ihr Kinderwunsch nicht spontan erfüllen lässt. Vielleicht haben Sie auch schon einige Verluste verarbeiten müssen, z. B. den einer Schwangerschaft oder anderer wichtiger Dinge in anderen Lebensbereichen. Eine Offenheit gegenüber diesen schmerzhaften Lebensrealitäten bedeutet nicht, diese Verluste zu mögen. Akzeptanz ist eine innere Haltung, mit der das, was ist oder war, als Tatsache angenommen wird, ohne dagegen anzukämpfen oder sich in Hadern und Nichthabenwollen zu verlieren. Den Schmerz nimmt diese Haltung nicht, sie kann aber Energie und Kraft freigeben, um für sich selbst und die eigenen Lebenswerte Sorge zu tragen. Akzeptanz gelingt nicht in einem Schritt, sondern oftmals eher in einem Zickzack-Weg zwischen Nichtwahrhabenwollen und dem Annehmenkönnen.

Äußere unveränderbare Umstände können oftmals leichter angenommen werden als innere Zustände. In Beratungsgesprächen sind häufig Sätze zu hören wie: „Mit dem Umstand, dass wir medizinische Unterstützung brauchen, um ein Kind zu bekommen, haben wir uns mittlerweile abgefunden. Was aber manchmal nicht auszuhalten ist, sind die Gefühle der Verzweiflung, wenn schlechte Nachrichten kommen, und das ständige Grübeln darüber, dass es vielleicht nicht klappen könnte."

Auch hier bedeutet „Offenheit" nicht, diese inneren Zustände zu mögen oder ihnen in diesem Moment etwas Positives abgewinnen zu können. Eine offene Haltung bedeutet vielmehr, das, was innerlich gerade da ist, anzunehmen, ohne dagegen anzukämpfen. So weit mitzugehen, wie es da ist, aber auch nicht, sich im Strom von Gedanken und weiteren Gefühlen zu verlieren. Offenheit führt zu einem Zustand, in dem innere Dinge eher aus der Perspektive eines Beobachters erfahren werden, aus der benannt werden kann, was sich innerlich gerade abspielt. Sobald Sie ein Gefühl benennen können, haben Sie eine Perspektive von außen eingenommen. Wenn Sie beschreiben, wo Sie das Gefühl in Ihrem Körper gerade fühlen und wie stark es auf einer Skala zwischen 0 und 10 ist, ist dies ein weiterer Blick hin zum Gefühl und nicht aus dem Gefühl heraus. Wenn Sie benennen können, dass Sie gerade einen Gedanken haben, der der Kategorie „negative Zukunftsprognose" zugeordnet werden kann, gelingt es Ihnen zumindest ein wenig, auf den Gedanken zu schauen anstatt sich in den Sog des nicht enden wollenden Gedankenstroms zu begeben. Es geht nicht darum, ob die Gedanken eine Wahrheit beinhalten oder nicht, denn im Moment des offenen Beobachtens ist der Inhalt weniger wichtig.

Tanja beschreibt ihre Erfahrungen mit Offenheit gegenüber ihren Gedanken und Gefühlen folgendermaßen:

Beispiel: Tanja

„Zu meinem unerfüllten Kinderwunsch gehören Momente von starker Trauer und Verzweiflung. Manchmal gibt es einen Auslöser dafür, manchmal nicht. Obwohl ich mich als eine selbstbewusste Frau kenne, habe ich nun manchmal auch Gedanken darüber, dass ich als Frau, als Mutter und als Partnerin nicht genüge. Dazu gehört, dass ich mir Vorwürfe zu meinem jetzigen und früheren Verhalten mache. Ich bin gegenüber dem Leben grundsätzlich optimistisch, hier gibt es aber auch Momente von starkem Pessimismus. Seit ich erkenne, dass all dies, also Verzweiflung, Selbstzweifel und Pessimismus Aspekte meines unerfüllten Kinderwunsches sind, kann ich besser darauf reagieren. Ich sage mir dann so etwas wie: ‚Dies ist ein Moment des Leidens über meine Kinderlosigkeit, jetzt bist du gerade wieder da, ich kenne dich schon'. Es hat so etwas wie einen Wiedererkennungseffekt – ich gebe meinem Erleben einen Namen, und das hilft mir, nicht an mir selbst zu verzweifeln oder mich ganz in meinem Elend zu verlieren. Ich will das nicht schönreden: Natürlich kann ich diesen Situationen nichts Positives abgewinnen, und ich wünschte mir, es wäre alles anders. Diese Haltung, dass all dies halt Nebeneffekte meines unerfüllten Kinderwunsches sind, hilft mir aber, den Boden unter den Füßen zu behalten."

Welche solcher Nebeneffekte gehören zu Ihrer Kinderwunscherfahrung? Nehmen Sie sich einen Moment Zeit und machen Sie eine Bestandsaufnahme von den inneren Erfahrungen und Begebenheiten, die zu Ihrem Kinderwunsch gehören. Manchmal ist es einfacher, mit den äußeren Faktoren zu beginnen, z.B. mit der Wartezeit in der Kinderwunschklinik oder den häufigen Arztwechseln. Beides vielleicht Dinge, die Sie immer wieder erleben und die Sie aus eigener Kraft leider nicht verändern können.

Wenden Sie sich dann den inneren Prozessen zu. Welche Gedanken und Gefühle sind die Nebeneffekte oder Teil der Tatsache, dass Ihr Kinderwunsch nicht so einfach in Erfüllung geht? Häufig sind es Gedanken, aus denen wir uns nicht mehr lösen können. Dafür benutzen wir in unserer Sprache einige Begriffe, die ziemlich bildlich machen, was da passiert: Grübeln (im Kopf graben und immer weitere Gedanken finden), Gedankenkreisen (ein Kreis hat keinen Anfang und kein Ende) oder in den Gedanken hängen bleiben. Kultivieren Sie die Fähigkeit unseres Gehirns, hier eine beobachtende Haltung einzunehmen und zu erkennen, dass Ihr Kopf gerade einen Gedanken nach dem anderen produziert.

Auf Arbeitsblatt 7 (vgl. Anhang, S. 86) finden Sie dazu auch noch die Übung „Den Vogelschwarm erkennen".

3.4 Ein Blick in die Zukunft

Im letzten Kapitel wurden Möglichkeiten aufgezeigt, wie die vielseitigen und wechselnden Herausforderungen im Zusammenhang mit einem unerfüllten Kinderwunsch angegangen werden können. Wie Sie aus eigener Erfahrung wissen, gibt es leider kein Rezept, das den Anspruch erfüllen könnte, belastende Reaktionen auf emotionaler, gedanklicher oder Verhaltensebene für immer und ewig aufzufangen, auszugleichen oder zu neutralisieren. Keine Übung, kein wohlgemeinter Ratschlag oder Tipp kann auf Dauer dem Anspruch einer „Problemlösung" gerecht werden. Sie werden immer wieder eine kalte Dusche nehmen müssen und gefordert sein, sich danach einen warmen, sonnigen Platz zu suchen, um sich zu trocknen und aufzuwärmen.

Aus dem Bereich der psychologischen Weisheitsforschung weiß man heute, dass nicht das Alter an sich weise macht, sondern die Fähigkeit, an den Herausforderungen des Lebens zu lernen und zu wachsen. So gibt es ältere Menschen, die in Messinstrumenten, die Weisheit erfassen, hohe und andere, die niedrige Werte erzielen. Klar ist: Je älter jemand wird, desto mehr Material ergibt sich durch das Erleben von schönen und schwierigen Lebenssituationen für diesen Lern- und Wachstumsprozess.

Die Lebensphase, in dem sich ein Paar um einen unerfüllten Kinderwunsch kümmert, gehört definitiv zu diesem Lernprozess dazu. Sie gleicht einem Kapitel in einem Roman, in dem die Geschichte anders weiter geht, als wenn es dieses Kapitel nicht gegeben hätte. Es sind die Erfahrungen, die uns im Leben prägen und mit denen wir uns (weiter-)entwickeln. Allzu gerne würden Sie wohl auf diese Chance des Wachstums verzichten. Doch diese Wahl haben Sie leider nicht – nur die Wahl, was Sie daraus machen werden. Auch wenn es im Moment selbst manchmal undenkbar erscheint, gibt es eine Gewissheit, dass Sie in einigen Monaten, zwei, fünf und zehn Jahren an einem ganz anderen Punkt in Ihrem Leben stehen werden mit anderen Herausforderungen, Freuden und Sorgen und Lebensbereichen, die für Sie persönlich sinnerfüllt sein werden.

Lassen Sie sich immer mal wieder von diesem zukünftigen Ich besuchen, das an einem anderen Punkt im Leben steht. Was wünscht es sich für Sie? Welche Lebensweisheiten kann es Ihnen vielleicht mitgeben für die nächste Herausforderung, die gerade ansteht?

Sie kennen vielleicht das Gelassenheitsgebet, dessen Verfasser nicht ganz geklärt ist, das aber vermutlich auf Reinhold Niebuhr zurückgeht:

Gott, gib mir die Gelassenheit, Dinge hinzunehmen,
die ich nicht ändern kann,
den Mut, Dinge zu ändern, die ich ändern kann,
und die Weisheit, das eine vom anderen zu unterscheiden.

Anhang

Weiterführende Literatur

Bodenmann, G. (2016). *Bevor der Stress uns scheidet*. Bern: Hogrefe.

Jansen, G. (2020). *Achtsam durch den Tag*. Göttingen: Hogrefe. https://doi.org/10.1026/03034-000

Kuehn, J. (2019). *(Un-)Erfüllter Kinderwunsch*. Berlin/Heidelberg: Springer. https://doi.org/10.1007/978-3-662-59484-1

Stächele, T., Heinrichs, M. & Domes, G. (2020). *Ratgeber Stress und Stressbewältigung. Informationen für Betroffene und Angehörige*. Göttingen: Hogrefe. https://doi.org/10.1026/02824-000

Wallraff, D., Thorn, P. & Wischmann, T. (2014). *Kinderwunsch*. Stuttgart: Kohlhammer.

Wengenroth, M. (2016). *Das Leben annehmen*. Bern: Hogrefe.

Wischmann, T. & Stammer, H. (2017). *Der Traum vom eigenen Kind* (5. Aufl.). Stuttgart: Kohlhammer.

Hilfreiche Internetadressen zu Beratungsangeboten und Selbsthilfe

- https://www.selbsthilfeschweiz.ch/shch/de/selbsthilfe-gesucht/suche?submitted=true&search=kinderlos
- http://www.kinderwunsch.ch
- https://www.wunschkind.de
- https://www.wunschkinder.net/aktuell
- https://www.profamilia.de/themen/unerfuellter-kinderwunsch
- https://oegf.at
- https://www.bkid.de
- https://fertilityeurope.eu/european-atlas-of-fertility-treatment-policies

Arbeitsblätter

Arbeitsblatt: Standortbestimmung 1

1. Der bisherige Weg in Stichworten

Seit wir einen Kinderwunsch haben, haben wir bereits folgende Schritte unternommen:

2. Die aktuelle Situation

Im Moment stehen wir an folgendem Punkt, und es steht Folgendes an:

Besonders herausfordernd ist daran:

Mit folgenden Aspekten können wir gut umgehen:

3. Außerhalb oder innerhalb der eigenen Kontrolle

Der Ablauf und der Verlauf folgender Aspekte liegt nicht in unseren Händen:

Arbeitsblatt: Standortbestimmung (Forts.) 1

Folgende Anteile liegen in unserer Kontrolle, hier können wir handeln, entscheiden, reagieren:

4. Mögliche Strategien des Umgangs mit den Herausforderungen

Folgendes könnte mir helfen, um mit den bevorstehenden Herausforderungen umzugehen:

Arbeitsblatt: Auseinandersetzung mit den eigenen Werten 2

1. Ordnen Sie die folgenden Bereiche nach ihrer Wichtigkeit, indem Sie den Wertebereichen, die Ihnen *sehr wichtig* sind, eine 3, Wertebereichen, die Ihnen *wichtig* sind, eine 2, und Wertebereichen, die eher *nicht so wichtig* sind, eine 1 zuordnen.
2. Formulieren Sie für die Bereiche, die Sie mit 3 oder 2 bewertet haben, was Ihnen daran wichtig ist und was für ein Mensch Sie in diesem Bereich sein möchten. Es geht also weniger darum, was Sie konkret tun, sondern eher darum, wie Sie sind, wenn Sie sich gut für diesen Wertebereich einsetzen.
3. Notieren Sie in der letzten Spalte, in welcher Form Sie sich in der nächsten Zeit für diesen Wert engagieren wollen. Was möchten Sie konkret tun? Wie könnten Sie mit Hindernissen wie Zeitmangel, Motivationskrisen usw. umgehen?

Wertebereich	**Bedeutung (1 bis 3)**	**Was ist mir an diesem Bereich wichtig? Was für ein Mensch möchte ich hier sein?**	**Handlungen und konkrete Schritte, um den Wertebereich zu verwirklichen**
Partnerschaft			
Familie			
Freundschaften			

Arbeitsblatt: Auseinandersetzung mit den eigenen Werten (Forts.) 2

Wertebereich	Bedeutung (1 bis 3)	Was ist mir an diesem Bereich wichtig? Was für ein Mensch möchte ich hier sein?	Handlungen und konkrete Schritte, um den Wertebereich zu verwirklichen
Arbeit			
Bildung/Ausbildung			
Freizeit/Erholung			
Gesundheit			
Spiritualität			
Engagement für Gesellschaft, Kultur oder Umwelt			

Arbeitsblatt: Ausgewogener Aktivitäten-Kreis **3**

Die Zeit ist ein festes, nicht ausdehnbares Gefäß: 24 Stunden am Tag, 7 Tage in der Woche, 52 Wochen im Jahr. Die drei Kreise stehen für die Gestaltung Ihrer Zeit vor der Zeit, in der Sie begonnen haben, sich aktiv um Ihren Kinderwunsch zu bemühen, für Ihre Zeitgestaltung in der aktuellen Phase sowie für Ihre Vorstellungen und Wünsche, wie die Zeitgestaltung zukünftig aussehen soll (vor einer möglichen [erneuten] Elternschaft).

1. *Welche Lebensbereiche waren/sind mir wichtig?* Notieren Sie zunächst die Lebensbereiche so spezifisch wie möglich, die sich in Ihrem Zeitkreis befinden: z.B. Zeit für Partnerschaft, Intimität, Hobbys, Sport, Arbeit, Freunde, Familie.

2. *Veränderungen über die Zeit:* Zeichnen Sie dann in den jeweiligen Kreisen die Kreissegmente für diese Bereiche ein. Je mehr Zeit ein Bereich in Anspruch nimmt, desto größer sollte das entsprechende Kreissegment gezeichnet werden. Vergleichen Sie anschließend die Bilder. Was passt, was hätten Sie gerne anders?

früher jetzt zukünftig

Arbeitsblatt: Ausgewogener Aktivitäten-Kreis (Forts.) 3

3. Überlegen Sie sich, was Sie tun können, damit der *Zukunfts-Aktivitäten-Kreis* ausgewogen und vielseitig ist: Was wären erste konkrete Schritte in Richtung des Zukunfts-Aktivitäten-Kreises?

Arbeitsblatt: Das Profil des unerfüllten Kinderwunsches verstehen 4

Welche Botschaften von wichtigen Bezugspersonen zu den Rollen als Frau/Mann, Mutter/Vater, Ausbildung und Beruf, Freizeit etc. haben Sie von der Kindheit an bis ins Erwachsenenalter geprägt?

____

____

____

____

____

Welche gesellschaftlichen und kulturellen Erwartungen prägen Ihren Kinderwunsch?

____

____

____

____

____

Welche persönlichen Lebensereignisse wirken sich bis heute auf Ihren Kinderwunsch aus?

____

____

____

____

____

Arbeitsblatt: Das Profil des unerfüllten Kinderwunsches verstehen (Forts.) 4

Von welchen Leitsätzen und Normvorstellungen möchten Sie sich zunehmend loslösen? Lassen sich diese so umformulieren, dass Sie auf Ihr jetziges und zukünftiges Leben besser passen?

____

____

____

____

____

Gibt es persönliche Lebensereignisse, mit denen Sie Ihren Frieden finden wollen? Was brauchen Sie dazu?

____

____

____

____

____

Arbeitsblatt: Bewältigungsstrategien unter der Lupe 5

Das Problem – Was belastet mich besonders?

Bewältigungsstrategien: Was habe ich alles bereits versucht, um mit dem Problem umzugehen?	**Nutzen**	**Kosten**

Arbeitsblatt: Achtsames Atmen **6**

Planen Sie ca. 5. Minuten Zeit für die Durchführung der Achtsamkeitsübung ein. Nehmen Sie auf einem Sessel Platz und suchen Sie sich eine bequeme und angenehme Position. Sie dürfen die Augen schließen oder – wenn es Ihnen angenehmer ist – den Blick einfach auf einen Punkt vor Ihnen am Boden richten. Nun richten Sie Ihre Aufmerksamkeit einen Moment auf Ihre Umgebung und nehmen Sie die Geräusche um sich herum wahr, lenken Sie Ihre Aufmerksamkeit dann langsam nach innen und spüren den Kontakt Ihrer Füße, der Oberschenkel, des Gesäßes, des Rückens und vielleicht Ihrer Kopfhaut mit der Unterlage.

Gehen Sie nun mit Ihrer Aufmerksamkeit zu Ihrer Atmung und beobachten Sie die Veränderungen beim Ein- und Ausatmen, ohne etwas zu verändern, die Atmung geht ganz von alleine.

Nehmen Sie die Bewegung der Brust und des Bauches beim Einatmen ... und die Bewegungen beim Ausatmen ganz genau wahr. Fühlen Sie die leichte Anspannung in der Brust und des Bauches beim Einatmen und das Entspannen und Loslassen beim Ausatmen. Bleiben Sie mit Ihrer Aufmerksamkeit einfach bei Ihrer Atmung, Sie müssen nichts verändern oder anpassen, lassen Sie den Atem einfach sein, so wie er gerade ist. Gehen Sie mit der Aufmerksamkeit mit dem Rhythmus des Atems mit, dem Einatmen und dem Ausatmen.

Während Sie das tun, werden Sie feststellen, dass Ihre Aufmerksamkeit auch zu anderen Dingen wandern kann, Gedanken, Gefühle oder auch Körperempfindungen treten in Ihr Bewusstsein. Dies ist völlig normal und gehört zur Übung. Wir alle werden abgelenkt. Entscheidend ist es, wahrzunehmen, dass wir mit unserer Aufmerksamkeit nicht mehr beim Atem sind. Bleiben Sie freundlich und geduldig, auch wenn Sie immer wieder abgelenkt werden, und kehren Sie immer wieder mit Ihrer Aufmerksamkeit zum Atem zurück.

Und jetzt richten Sie Ihre Wahrnehmung auf den Wechsel zwischen dem Ein- und dem Ausatmen. Die kleine Pause nach dem Einatmen und vor dem Ausatmen – und nehmen Sie wahr, was da ist ... und jetzt richten Sie Ihre Aufmerksamkeit auf den Wechsel zwischen dem Ausatmen und dem Einatmen. Der Punkt nach dem Ausatmen und vor dem Einatmen. Nehmen Sie wahr, was da ist.

Arbeitsblatt: Achtsames Atmen (Forts.) 6

Richten Sie Ihre Aufmerksamkeit nun auf die Luft, die durch Ihre Nase einströmt ... und die Luft, die durch Ihre Nase ausströmt. Beobachten Sie, wie sich die Luft beim Einatmen anfühlt und wie sich die ausgeatmete Luft anfühlt.

Erweitern Sie nun Ihre Aufmerksamkeit wieder auf die Dinge, die um Sie vorgehen. Achten Sie auf die Geräusche um sich herum und öffnen Sie die Augen und schauen Sie um sich herum und kommen zurück in diesen Raum.

Bleiben Sie noch einen Moment sitzen und überlegen Sie, welche Erfahrungen Sie gerade gemacht haben. Achtsam sein bedeutet, mit Haut und Haar präsent zu sein und in vollem Kontakt mit dem gegenwärtigen Moment zu sein. Dies ermöglicht uns, Körperempfindungen, Gedanken, Gefühle und alle anderen Wahrnehmungen, ob angenehm, unangenehm oder neutral, zu erfahren und so zu akzeptieren, wie sie sind ... das Leben also zu erleben, wie es sich wirklich gerade von Augenblick zu Augenblick entfaltet. Das können Sie üben, indem Sie zum Beispiel einen Moment ganz bewusst auf Ihre Atmung achten.

Arbeitsblatt: Den Vogelschwarm erkennen 7

Martin Luther soll einmal gesagt haben: „Du kannst nicht verhindern, dass ein Vogelschwarm über deinen Kopf hinwegfliegt, aber du kannst verhindern, dass er in deinen Haaren nistet."

Vermutlich gibt es eine oder mehrere Geschichten, die Ihnen Ihr Kopf in Momenten von Hoffnungslosigkeit oder Enttäuschung immer wieder erzählt – Ihre Vogelschwärme. Mit Geschichten sind Voraussagen über die Zukunft, negative Selbstbewertungen, Schuldzuweisungen etc. gemeint, die man in einem weniger emotional belastenden Moment anders wahrnehmen und empfinden würde. In emotional belasteten Momenten schenkt man solchen Geschichten oftmals Glauben, so als ob Gedanken immer unweigerlich einfach wahr wären. Damit nistet der Vogelschwarm sich in den Haaren ein. Die Identifikation dieses Gedankenkreisens als das was es in dem Moment, wo es auftaucht, ist, kann etwas Distanz dazu schaffen und den Nestbau verhindern.

1. Erinnern Sie sich an einen Moment, in dem der unerfüllte Kinderwunsch emotional schwer auf Ihnen lastete. Was sagte Ihr Kopf zu Ihnen? Welche Botschaften über sich selbst und andere oder welche Zukunftsprognosen steckten in Ihren Gedanken?

____

____

____

____

____

____

____

2. Finden Sie einen passenden Titel für die Geschichte der Gedanken (z.B. „Die Ich-bin-ein-Versager-Geschichte" oder „Die Ich-werde-nie-glückliche-Mutter-Geschichte")

____

____

Arbeitsblatt: Den Vogelschwarm erkennen (Forts.) 7

3. Überlegen Sie, in welchen Situationen Ihnen Ihre Gedanken diese Geschichte häufig erzählen. Wie startet die Geschichte in der Regel?

____

____

____

____

____

4. Gestalten Sie in Ihrer Vorstellung ein Lesezeichen, auf dem der Titel der Geschichte geschrieben steht. Bei der nächsten Gelegenheit, bei der Ihre Gedanken Ihnen wieder einmal die Geschichte erzählen, „legen" Sie das Lesezeichen in die Geschichte hinein. Sie kennen die Geschichte ja schon. Sie müssen Sie nicht zu Ende anhören, sondern können Ihre Aufmerksamkeit wieder auf das richten, was Sie gerade umgibt. Sie können sich der Frage stellen, was Sie jetzt tun möchten, statt sich die Geschichte anzuhören. Sie werden nichts Wichtiges verpassen, denn Sie kennen die Geschichte ja bereits aus vielen Wiederholungen.

Buchtipps

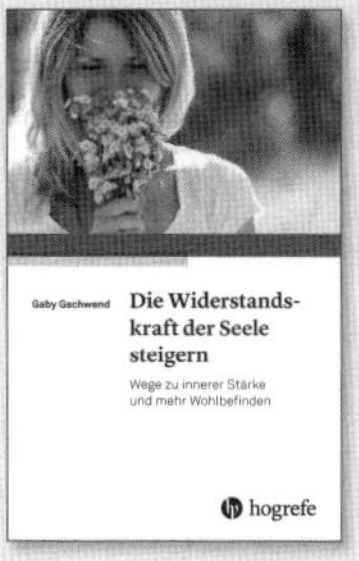

Gaby Gschwend
Die Widerstandskraft der Seele steigern
Wege zu innerer Stärke und mehr Wohlbefinden

2017, 107 Seiten, Kleinformat, € 14,95 (DE) / € 15,40 (AT) / CHF 21.90
ISBN 978-3-8017-2768-0
Auch als eBook erhältlich

Das Buch zeigt anhand zahlreicher Beispiele und Übungen Wege auf, wie die inneren Widerstandskräfte gestärkt werden können, um so die psychische Gesundheit und das eigene Wohlbefinden zu fördern.

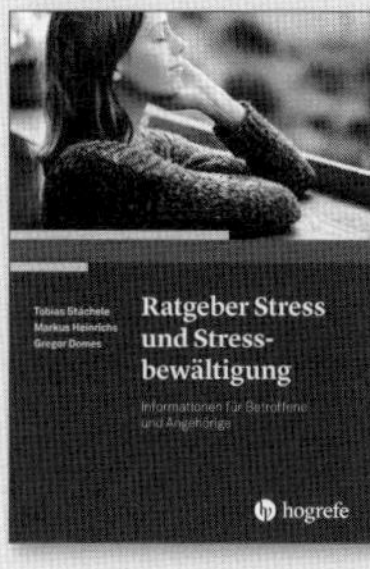

Tobias Stächele et al.
Ratgeber Stress und Stressbewältigung
Informationen für Betroffene und Angehörige

(Reihe: „Ratgeber zur Reihe Fortschritte der Psychotherapie“, Bd. 43). 2020, 103 Seiten, Kleinformat, € 9,95 (DE) / € 10,30 (AT) / CHF 14.50
ISBN 978-3-8017-2824-3
Auch als eBook erhältlich

Der Ratgeber informiert über das Phänomen Stress und gibt einen Überblick über Maßnahmen, die dabei helfen, Stress zu reduzieren und hohe Anforderungen im Alltag und im Beruf gesundheitsförderlich zu bewältigen.

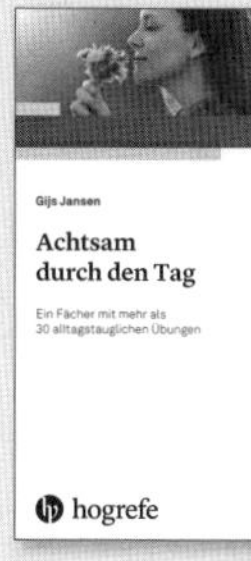

Gijs Jansen
Achtsam durch den Tag
Ein Fächer mit mehr als 30 alltagstauglichen Übungen

2020, 54 Seiten, Kleinformat, € 16,95 (DE) / € 17,50 (AT) / CHF 23.90
ISBN 978-3-8017-3034-5

Der Fächer enthält über 30 Achtsamkeitsübungen, mit denen Sie lernen, Ihre Wahrnehmung zu schärfen und offen zu sein für das, was sich im Hier und Jetzt ereignet. Der Fächer ist ein praktischer Begleiter für alle, die Achtsamkeit praktizieren wollen.

www.hogrefe.com

hogrefe